ZZZ...

EL LIBRO DEL SUEÑO

ZZZ...

EL LIBRO DEL SUEÑO

La solución a todos tus problemas de descanso

DR. W. CHRIS WINTER

AGUILAR

ZZZ... El libro del sueño

Título original: *The Sleep Solution: Why Your Sleep Is Broken and How to Fix It*
Publicado por acuerdo con Berkley, un sello de Penguin Random House LLC.

Primera edición: agosto de 2017

D. R. © 2017, CNSM Consulting LLC

D. R. © 2017, derechos de edición mundiales en lengua castellana:
Penguin Random House Grupo Editorial, S.A. de C.V.
Blvd. Miguel de Cervantes Saavedra núm. 301, 1er piso,
colonia Granada, delegación Miguel Hidalgo, C.P. 11520,
Ciudad de México

www.megustaleer.com.mx

D. R. © Sandra Chiu, por la ilustración y diseño de cubierta
D. R. © Jen Fariello Photography, por la fotografía del autor
D. R. © María Andrea Giovine, por la traducción

ISBN: 978-607-315-659-2

Impreso en México – *Printed in Mexico*

El papel utilizado para la impresión de este libro ha sido fabricado a partir de madera procedente
de bosques y plantaciones gestionadas con los más altos estándares ambientales, garantizando
una explotación de los recursos sostenible con el medio ambiente y beneficiosa para las personas.

Penguin
Random House
Grupo Editorial

Para mis pacientes, tanto a quienes he tratado de ayudar como a los que aún estoy por conocer. Escribí este libro para ustedes.

Para mi esposa, Ames, tú eres mi amor y mi inspiración. Gracias a ti escribí este libro.

ÍNDICE

Prólogo

Siempre me ha encantado dormir y siempre ha sido importante para mí. Recuerdo que de niño reconocía lo maravilloso que era dormir durante el fin de semana. Tengo recuerdos muy claros de mañanas en las que me despertaba para ir a la escuela mientras la nieve caía y yo a toda prisa sintonizaba el radio para saber si habían cerrado la escuela. ¡Si la habían cerrado podía meterme de nuevo a la cama para dormir un poco más! Como mi padre y mi madre eran maestros de escuela pública, siempre era un acontecimiento familiar.

Cuando tenía siete años, mi médico me recetó una medicina para un resfriado severo. Me la tenían que dar a horas precisas, así que, en algún punto de la noche, mi mamá me despertaba para darme un antibiótico líquido de sabor muy fuerte. Despertar en mitad de la noche y volver a dormir siempre me pareció que hacía a la noche más larga. Me encantaba.

En tercer año decidí convertirme en médico porque me gustaba dibujar órganos y memorizar los nombres de los músculos en latín. Mis familiares y amigos siempre me alababan cuando contaba mis planes, así que estoy seguro de que eso hizo aún más sólida mi meta. A medida que pasaba el tiempo, pasé por fases de interés en la dermatología, la pediatría e incluso la ortopedia, pero mis decisiones de vida y la suerte terminaron por ponerme en el terreno del sueño.

Comencé a aprender sobre el sueño y a estudiarlo antes de convertirme en médico, incluso antes de ir a la escuela de medicina. Estaba fascinado por el sueño, estudiándolo y metiéndome hasta el fondo en la investigación. Y vaya que lo hice. Estuve muy involucrado en el estudio de la apnea del sueño en cerdos miniatura Yucatán cuando era estudiante de la universidad. Resulta que los cerdos son un excelente modelo del sueño y pueden roncar tan fuerte como cualquier paciente humano que padece apnea. Para quienes no están familiarizados con los cerdos miniatura Yucatán, les diré que tienen poco de "miniatura", salvo por la paciencia que muestran cuando un adolescente intenta rasurarles la colita y ponerles una sonda. En lo que respecta al sueño, oler a granja era el pequeño precio que había que pagar.

Mi curiosidad ha seguido siendo inusualmente fuerte. Como médico, me gusta saber lo más posible sobre lo que experimentan mis pacientes. Para ello, a lo largo de los años, me he ofrecido como voluntario para que me saquen sangre y me he sometido a una serie de exámenes neuropsicológicos de más de tres horas. Me han puesto un tubo nasogástrico en la nariz, me han electrocutado los músculos e inyectado lidocaína en las llantitas para hacer que se adormezcan. Incluso me han aplicado un potente electromagneto en la cabeza, lo cual ocasionó que mi brazo tuviera un espasmo incontrolable.

Mi experimentación médica llegó a su punto más alto cuando, durante una aburrida noche de guardia, pregunté si me podía meter en un escáner de resonancia magnética para tomar algunas fotos de mi cerebro, ver cómo era la experiencia y qué sucedía en su interior.

Todos mis pacientes decían que era una experiencia ruidosa, que hacía sentir claustrofobia y por lo general era espantosa. A mí lo que me impresionó bastante fue el tamaño de mi cerebelo, extrañamente pequeño. A la mañana siguiente puse la foto de mi resonancia magnética en la sala de lectura de los residentes de neurología. Era una tradición

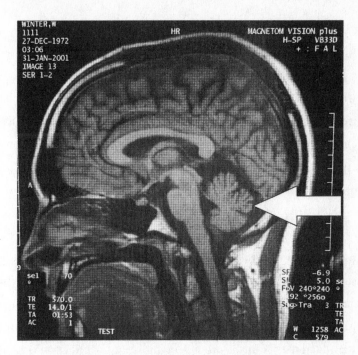

Mi cerebro, alrededor del año 2001.

poner imágenes inusuales o dilemas en cuanto a diagnósticos de modo que otros residentes pudieran anotar sus opiniones y teorías junto a las imágenes. Prácticamente todos los que no notaron mi nombre en las fotos escribieron "hipertrofia del cerebelo", o sea un cerebelo inusualmente pequeño. De modo inesperado, mi cerebelo (la parte del cerebro responsable de la coordinación de los músculos y que en la foto aparece indicada con una flecha) era diminuto, como puedes ver en la imagen. Los que notaron mi nombre pusieron "atrofia testicular". Qué chistositos.

El punto es éste: a pesar de recibir información desagradable de vez en cuando, me gusta tener la experiencia por la que pasan mis pacientes. Eso genera confianza y un terreno común desde el cual trabajar. Quiero ayudar a mis pacientes con sus problemas y entender lo mejor posible qué están pasando.

Como especialista del sueño, día con día, ayudo a mis pacientes a resolver sus problemas para dormir. También tengo la suerte de trabajar con muchos atletas profesionales para resolver sus problemas de sueño. Esto podría significar ayudar al equipo a planear en qué momento es mejor viajar durante una larga gira por carretera. Podría significar ayudar a un atleta y a su familia a adaptarse a la llegada de un recién nacido. Con frecuencia los atletas experimentan dificultades para dormir antes de juegos importantes o después de haber tenido un mal desempeño. Sin importar la situación, espero ayudar a los deportistas a mejorar su desempeño y dormir mejor.

Lo mejor del sueño es que atañe a todo el mundo. Con los años, he tenido la fortuna de trabajar con altos mandos del ejército de Estados Unidos y con empresas de tecnología, así como con estudiantes de todo el país, para mejorar su desempeño mejorando su sueño. Esas experiencias me han hecho mejor médico para mis pacientes.

Es una ocupación gratificante. Este libro surgió de mi deseo por ayudar a mis pacientes. Quería dar algo tangible a la gente con dificultades para dormir con el fin de que controlen la situación y transmitirles lo que he aprendido en mis más de veinte años de experiencia en el tema.

Este libro está pensado para ser leído como una novela. No es un libro de consulta. No quiero que te saltes partes ni que vayas directo a la parte que crees es la más importante para ti. ¡*Todo* es importante! Piensa en esto como un proceso completo para comprender y optimizar tanto tu forma de dormir como lo que piensas al respecto. Si lo haces a mi manera, terminarás el libro con una sensación nueva sobre lo que significa un sueño saludable.

Introducción a la medicina del sueño

El fatal insomnio familiar es una enfermedad poco común pero real relacionada con la enfermedad de las vacas locas. El individuo que la padece desarrolla una dificultad progresiva para dormir, acompañada de alucinaciones, ataques de pánico y una rápida pérdida de peso. Comienzan disfunciones cognitivas severas y, al final, el individuo se vuelve incapaz de hablar y muere a causa de su incapacidad progresiva para dormir.

Tranquilízate. Tú no padeces eso.

A pesar de que esta enfermedad es muy poco común, la mayoría de las personas que tienen dificultades para dormir la sienten como una situación sin solución. Hay pocos problemas de salud que causan más ansiedad y estrés que los del sueño, y pocos son tan inocuos y tratables. Como neurólogo, he lidiado con enfermedades serias y devastadoras. La esclerosis lateral amiotrófica, o enfermedad de Lou Gehrig, conduce a la pérdida de control muscular, lo cual hace que te aproximes lenta y dolorosamente a la muerte. Un infarto que deja a la persona incapaz de hablar es una enfermedad horrible y con frecuencia permanente que tenemos poca capacidad de atender una vez que se presenta. Las complicaciones del sueño pueden llevar a enfermedades graves pero, a diferencia de muchos trastornos neurológicos, las enfermedades del sueño son tratables. Puedes arreglarlas.

De ninguna manera digo esto para restarle importancia a los trastornos del sueño. Enfermedades como la apnea del sueño, en que los pacientes dejan de respirar con frecuencia por las noches, ocasiona hipertensión, diabetes y ataques al corazón. En 2007, el magnífico investigador del sueño Tom Roth descubrió que el insomnio afecta hasta a un tercio de nuestra población en cualquier momento. La investigación de Maurice Ohayon demostró que el síndrome de las piernas inquietas podría ser responsable de una mala calidad del sueño en 5 por ciento o más de la población. Los trastornos del sueño contribuyen a generar problemas tan variados como reflujo gastroesofágico, cambios de humor, problemas de memoria y aumento de peso. Son problemas graves y una enorme cantidad de personas se ven afectadas por ellos.

Así que, si necesitas tratamiento, ¿por qué lees este libro y no estás en el consultorio para resolver tu problema? Tal vez se debe a que menos de 10 por ciento de los lectores habrán visitado al médico específicamente para atender este problema. Además, según la Fundación Nacional del Sueño, si tú no eres quien lo menciona, sólo 30 por ciento de los médicos hacen preguntas a sus pacientes sobre qué tan bien duermen. Esto es sorprendente porque pasamos aproximadamente un tercio de nuestra vida durmiendo. A la fecha, nunca he experimentado cambios repentinos de visión ni sangrado rectal significativo, pero cada vez que voy al médico me preguntan por esos síntomas. Confía en mí, cuando vea salir sangre de ese orificio, mi médico lo sabrá de inmediato. Ni siquiera tendrá que preguntarme.

Hablando de doctores, déjame llevarte tras las bambalinas de una típica escuela de medicina. Sin importar la especialidad del médico, todos estudian lo mismo. Los estudiantes de medicina pasan años escuchando una cátedra tras otra sobre todos los aspectos de la medicina. Por eso el entrenamiento médico no sería bueno para la televisión. En mi segundo año en la escuela, un neurólogo que daba clases de medicina del sueño llegó a nuestro auditorio y nos dijo que en los siguientes cincuenta minutos íbamos a aprender sobre trastornos del sueño.

Recuerdo muy bien su conferencia. Comenzaba con el video de una pareja de ancianos a los que entrevistaban. La esposa lloraba mientras el esposo contaba de manera atropellada la historia de cómo soñó que perseguía a un venado en el granero. Recordaba haberlo atrapado y, cuando se preparaba para poner la cabeza del animal en la pared, despertó con la cabeza de su esposa entre las manos.

Éste era un ejemplo de trastorno del comportamiento REM, enfermedad en que la parálisis normal que acompaña los sueños se ve afectada. El neurólogo habló también sobre apnea del sueño, pero, como la mayoría de los demás estudiantes, estaba demasiado horrorizado por el video que acababa de ver para prestar atención a cualquier cosa.

La charla terminó tan rápido como había comenzado. A eso se redujo toda mi formación en el tema del sueño y es probable que sea el mismo caso de tu médico de cabecera. Según el investigador Raymond Rosen, la mayoría de los médicos recibieron menos de *dos horas* de entrenamiento en el tema completo del sueño en los cuatro años de carrera. La investigación realizada en 2007 por Mihai Teodorescu y el especialista del sueño Ronald Chervin reveló que el sueño está sumamente olvidado en los libros de texto de medicina. Dado que la charla de psiquiatría sobre los hombres que fantasean con los zapatos de sus esposas duró treinta minutos, puedes ver qué tan olvidada está la medicina del sueño de la currícula universitaria.

A pesar de que la medicina del sueño a menudo ocupa un lugar ínfimo, los problemas para dormir son de los más comunes que los médicos atienden. No obstante, tratar un problema que no tenga que ver con un anciano cazando en sus sueños puede resultarle difícil a tu médico. No ataco a los médicos generales del mundo. A medida que las compensaciones de las aseguradoras bajan y se elevan las primas por negligencia médica, deben atender más pacientes en menos tiempo. Con frecuencia llevan consigo numerosos diagnósticos que requieren atención, lo cual hace que los problemas para dormir se vuelvan un tema secundario. Así que criticar a un médico general por no ser capaz de atender con eficacia los trastornos del sueño es como enojarse con un patólogo por un parto complicado... no es su trabajo.

Entonces, ¿qué puedes hacer? Avíspate y deja de obtener tu información sobre cómo dormir bien de *Cosmo*, de libros sobre el sueño que hacen que un tema fácil se vuelva complicado y de tu vecino. Es momento de dejar de quejarte porque pasaste mala noche y avientes por la ventana tus ideas equivocadas sobre el sueño. *Puedes* entender el tema del sueño y por qué tienes problemas. Así que tira tus medicinas para dormir a la basura. Las clases van a comenzar.

1

¿Para qué sirve dormir? ¡Absolutamente para todo!

Recuerdo los libros de Mad Libs cuando era niño. Me encantaba que me dieran ese cuadernito junto con la orden de mi club de lectura cuando estaba en la primaria. Estaba lleno de historias que tú completabas con partes de la oración. Unos cuantos adjetivos, verbos y luego los nombres de tus amigos y tenías una historia un poco ilógica pero muy graciosa.

Siempre he pensado que el sueño y su relación con otras enfermedades es un juego de Mad Libs. En lo que respecta a la conexión entre sueño y muchas otras cosas que suceden en nuestro cuerpo, prácticamente no hay ninguna enfermedad u órgano donde no puedas encontrar algún tipo de relación. ¿No me crees? Intenta hacer el ejercicio y verás a qué me refiero.

Formato sobre el sueño estilo *Mad Libs*[1]

Llena los espacios en blanco:

Por qué es importante la calidad del sueño

Por la noche, cuando dan las (_____), me gusta meterme en mi
                            hora del reloj

(_____) cama. No me toma nada de tiempo
           adjetivo

(_____) en un sueño (_____). Es un buen
      verbo   adjetivo

sueño, porque dormir mal puede llevar a padecer (_____).
                                                        enfermedad

Los científicos han mostrado en un estudio (_____)
                                                 adjetivo

sobre (_____) que dormir menos de (_____)
                parte del cuerpo, plural   número

horas por la noche puede originar un (_____) caso de
                                            adjetivo

(_____).
     enfermedad

Gracioso, ¿verdad? Lo sorprendente de este formato sobre el sueño estilo Mad Libs es que hay relativamente pocas maneras en que podrías llenarlo y hacer que la historia no fuera cierta. En cuanto a la "enfermedad", podría haber escrito hipertensión, infarto, ataque al corazón, obesidad, diabetes, cáncer, falla cardiaca, migraña, fibrilación arterial, depresión, orinarse en la cama o trastornos neurodegenerativos y alteraciones de la memoria como Alzheimer. La lista continúa... ¡y todas las respuestas tienen sentido!

Conforme leas este libro, piensa en el sueño como uno de los procesos fundacionales dentro de tu cuerpo que en realidad puedes cambiar. Para mí, los tres pilares principales de buena salud sobre los que tenemos un poco de control son nutrición, ejercicio y sueño. El sueño es un proceso sorprendentemente importante que tiene lugar en nuestro cuerpo. Si no te quedas con nada de este libro, por lo menos debes entender que el sueño no es la ausencia de vigilia. En otras palabras, el sueño no es un interruptor de luz que está del todo encendido (estás leyendo este libro, tomando café) o apagado (durmiendo). Tu cuerpo está haciendo cosas asombrosas mientas duermes.

En cuanto al funcionamiento del cerebro, además de ser especialista en sueño, soy neurólogo, es decir, me especializo en el cerebro. Los especialistas del sueño con frecuencia son neurólogos, pero pueden ser psiquiatras, pulmonólogos, internistas, médicos generales e incluso pediatras. ¿Por qué un médico de los pulmones se especializaría en el sueño? No tengo idea. ¡Me parece que el sueño tiene tanto que ver con los pulmones como con el riñón o el bazo![2] Aunque prácticamente todos los órganos y sistemas del cuerpo se ven afectados de alguna manera por el sueño, éste reside en el cerebro. Ahí es donde el sueño se origina y se controla. El sueño es un estado neurológico, así que, en lo que respecta al sueño, el cerebro es la clave. Por esta razón ahí comenzaremos a investigar el impacto que dormir mal tiene en nuestro cuerpo. Si piensas que tus desveladas o tus turnos locos de trabajo no son importantes, quizá quieras sentarte antes de seguir leyendo. Un mal sueño prolongado es como una mala cirugía cosmética: riesgoso, costoso y nada bello.

EL SUEÑO Y EL CEREBRO

Recuerdo con todo detalle algunas cosas de la escuela de medicina: el olor inconfundible de las sustancias para preservar cadáveres y lo difícil que era quitar la grasa de los órganos que diseccionábamos.[3] Recuerdo que hice una prueba en la que me mostraron una imagen deslumbrante de unos cálculos biliares y haber pensado que eran muy hermosos. Pensé que los cálculos, pulidos, podrían ser hermosas cuentas para collares.

También recuerdo que hablamos sobre el sistema linfático, un sistema de tránsito de fluidos que es responsable de recoger y hacer circular los desperdicios de modo que podamos liberarnos de ellos. Como neurólogo incipiente, estaba realmente sorprendido cuando nuestro profesor explicó que el cerebro no contaba con ese sistema. *¿El sistema más importante de nuestro cuerpo no tiene forma de librarse de desperdicios, pero el bazo sí?* Eso no tenía ningún sentido.

Hagamos un salto al 2015, cuando los investigadores Antoine Louveau y Aleksanteri Aspelund descubrieron que el cerebro sí cuenta con un sistema para eliminar los desperdicios: el sistema glinfático. Aunque hoy en día en general los científicos están de acuerdo en que existe, fue otro aspecto del sistema glinfático lo que realmente atrajo la atención. Los científicos descubrieron que el producto de desecho principal que el sistema glinfático está limpiando es beta amiloide (Aβ), la proteína que se acumula en los pacientes con Alzheimer. Aunque ese hecho en sí mismo ya es fascinante, hay más:

¡El sistema glinfático es 60 por ciento más productivo cuando dormimos que despiertos!

¿No es asombroso? No sólo tenemos un sistema para eliminar desechos del cerebro, sino que, de acuerdo con la investigadora Maiken Nedergaard y sus colegas, el sistema para eliminar desechos funciona mucho mejor cuando estamos dormidos.

Sabiendo esto, piensa en las consecuencias a largo plazo que tiene no dormir bien. Tomar la decisión de mantenerte despierto hasta tarde por la noche afecta la capacidad que tiene tu cerebro de liberarse de productos tóxicos que se acumulan durante el día. Piensa que tu cerebro es como un tanque marino enorme. El sistema glinfático es la válvula que elimina el agua acumulada en el casco del barco. Si esta válvula no funciona bien o no corre como debería, el agua se acumula y el barco se hunde.[4] Aunque a todas luces ésta no es la explicación completa de la génesis del Alzheimer, puede tener un papel significativo. Un artículo de 2013 publicado en el *Journal of the American Medical Association Neurology* [Diario de Neurología de la Asociación Médica Norteamericana] apoya esta idea. En ese estudio, realizado en setenta adultos ancianos, los individuos que reportaron dormir menos o bien tener más interrupciones del sueño resultaron con mayores concentraciones de Aβ.

AVANCES EN LA CIENCIA

La mayoría de las personas piensan en la genética como algo sobre lo cual tienen muy poco control. Si tienes el gen de los ojos verdes, hay poco que puedes hacer para cambiarlo, excepto usar lentes de contacto. Se ha demostrado que tener el gen de apolipoproteína E e4 aumenta el riesgo de un individuo de desarrollar Alzheimer de diez a treinta veces por encima de aquellos que no lo tienen. Hace apenas unos años, si descubrías que tenías este gen, no había gran cosa que hacer. Sin embargo, en un estudio de 2013 publicado en el *Journal of the American Medical Association* [Diario de la Asociación Médica Norteamericana], la idea cambió enormemente. En ese estudio, se dio seguimiento a 698 pacientes ancianos en un estudio basado en comunidades. Como parte del estudio, se evaluó la cantidad de sueño. Durante el periodo del estudio, 98 de esos participantes desarrollaron Alzheimer. El análisis de los resultados indicó que una mejor calidad de sueño tiene la capacidad de reducir el impacto de la apolipoproteína E e4 en la severidad de la enfermedad. Los pacientes con una predisposición genética a padecer Alzheimer fueron capaces de retrasar de manera significativa y reducir su riesgo de desarrollar la enfermedad con el solo hecho de dormir mejor. Piénsalo por un minuto: tendencias genéticas influidas por una mejor calidad de sueño. Tendemos a pensar en los rasgos genéticos como algo inevitable, que no se puede modificar. Este estudio demostró que nuestras decisiones y comportamientos pueden influir en nuestro cuerpo a nivel genético. ¡Aprovecha ese poder!

Una última cosa sobre el sistema glinfático: parece que funciona mejor cuando duermes de lado. Hedok Lee y otros investigadores de la Universidad Stony Brook, al estudiar roedores, descubrieron que el sistema glinfático funcionaba mejor cuando se colocaba de lado al roedor. Un cambio de comportamiento que puedes implementar hoy mismo para reducir el riesgo de desarrollar Alzheimer es simplemente dormir de lado.

El Alzheimer no es el único trastorno neurológico asociado con una mala calidad del sueño. Un estudio de 2011 reveló que existe un nexo entre una mala calidad de sueño y el Parkinson. Otras enfermedades neurodegenerativas y una disminución de la memoria en general se han asociado con una mala calidad de sueño, según un estudio de 2014.[5]

EL SUEÑO Y LA OBESIDAD

Éste no es un libro sobre cómo bajar de peso. Al final del libro no hay dietas rápidas ni recetas de licuados de semillas de chía. A pesar de eso, tiene mucho sentido hablar sobre la relación entre sueño y obesidad porque, hasta hace poco, esta conexión había sido ignorada. Si miramos en retrospectiva décadas de investigación, por mucho tiempo ha sido claro que un incremento en el peso corporal podía ocasionar mala calidad de sueño, relacionada en gran medida con cambios en la respiración. Esto se conoce como Síndrome de Pickwick, llamado así por el título de la novela de Charles Dickens *Los papeles póstumos del Club Pickwick*. En el libro, Joe es un personaje con sobrepeso que tiende a quedarse dormido a menudo durante el día, como sucede con muchas personas que padecen apnea. Aunque los estudios que relacionan el sobrepeso con una mala calidad de sueño tienen más de cincuenta años, los que relacionan una mala calidad de sueño con un aumento de peso son mucho más recientes. En los últimos años, ha habido muchos estudios que demuestran que una mala calidad de sueño conduce a un aumento de peso. Los mecanismos detrás de esos estudios varían mucho, pero a continuación destacamos los puntos más importantes.

- Numerosos estudios han demostrado que dormir menos de seis horas y estar despierto después de media noche se puede relacionar con la obesidad. En un estudio de 2015 que analizó los hábitos de más de un millón de chinos, el investigador especializado en salud pública, Jinwen Zhang, descubrió niveles más altos de obesidad en personas que dormían menos de siete horas por noche. Otro estudio de 2015 publicado por el psicólogo clínico Randall Jorgensen en la revista *Sleep* [Sueño] mostró muy claramente que a medida que bajaba la duración del sueño aumentaba el tamaño de la cintura. La evidencia de que las alteraciones del sueño conducen a un aumento de peso probablemente alcanzaron un nivel abrumador. Resulta excelente citar este estudio cuando decides quedarte dormido en vez de verte con tu amigo en el gimnasio para hacer ejercicio.

- Los niños en edad escolar que duermen de manera inadecuada (menos de ocho horas por noche) o de manera errática[6] tenían más probabilidades de ser obesos, según un estudio realizado en 2008 por la investigadora Eve Van Cauter, especialista en ritmo cardíaco y sistema endocrino. Cuando veo que mis hijos más grandes se quedan despiertos hasta altas horas de la noche, a menudo estoy tentado a llevar estos estudios a su escuela y preguntar a sus maestros si la ridícula cantidad de tarea vale una vida de dietas estrictas y todo tipo de artimañas para esconder las llantitas.

- La grelina es una hormona que producimos en el estómago. Actúa en nuestro cerebro para fomentar el apetito, pero también desempeña un papel clave en el placer asociado con comer. La grelina hace que se nos antojen alimentos procesados que encontramos las 24 horas en las tienditas y supermercados. El investigador clínico Shahrad Taheri realizó un estudio en 2004 que demostró que, a medida que disminuye la duración del sueño, la producción de grelina aumenta, incrementando así la probabilidad de comer en exceso y padecer obesidad.

- Una mala calidad del sueño afecta los niveles del químico denominado leptina en nuestro cuerpo. La leptina, producida por nuestras células grasas, induce a sentirnos satisfechos y pone un freno a nuestro apetito. Cuando dormimos mal, se reducen los niveles de leptina, lo cual hace que queramos comer más, según un estudio de 2005 realizado por el investigador Fahed Hakim.

■ Los investigadores Alyssa Lundahl y Timothy Nelson realizaron un estudio en 2015 que demostró que después de una mala noche de sueño nuestros niveles de energía se veían reducidos. Un mecanismo de compensación es que comamos más en un esfuerzo por aumentar nuestra energía.

■ Una mala calidad de sueño viene acompañada de la disminución del control de nuestros impulsos y un aumento en los comportamientos de riesgo. Esos factores podrían llevarnos a comer mal durante periodos de sueño inadecuado o alterado, según el investigador de Harvard, William Killgore, quien realizó un estudio al respecto en 2006.

AVANCES EN LA CIENCIA

Un estudio de 2015 que analizó a 3 300 jóvenes y adultos llegó a una conclusión sorprendente sobre el sueño y el peso. Lauren Asarnow y su grupo de Berkeley estudiaron los efectos de la pérdida de sueño crónica en el peso de la gente. Demostraron que, con el tiempo, por cada hora de sueño que perdía un individuo, aumentaba 2.1 puntos en su índice de masa corporal (IMC).[7]

EL SUEÑO Y TU CORAZÓN Y PRESIÓN SANGUÍNEA

Los efectos de una mala calidad del sueño probablemente son más dañinos para nuestro corazón y sistema circulatorio. En millones[8] de estudios, se ha demostrado que una mala calidad de sueño aumenta el riesgo de padecer ataque cardiaco, presión alta, falla cardiaca e infarto. Aunque muchos de esos estudios se centran en la apnea del sueño, una enfermedad que ocasiona que las vías respiratorias colapsen y hace

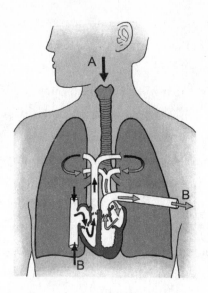

Figura 1.1. Por qué sofocarte afecta tu corazón.

que se vuelva imposible respirar para la persona dormida, no todos los estudios se centran en esta enfermedad. Investigaciones recientes han demostrado que cualquier enfermedad que fragmente el sueño (no sólo la apnea) tiene el potencial de elevar la presión.

La fibrilación arterial es una enfermedad en que el corazón comienza a latir a un ritmo desincronizado. Esto no es bueno, porque un latido cardiaco coordinado garantiza que la sangre se mueva de manera rápida y eficiente por el corazón. Cuando alguien desarrolla fibrilación arterial, los esfuerzos coordinados de las diversas cámaras del corazón se pierden, ocasionando que la sangre se estanque en el corazón. El movimiento de la sangre es uno de los mecanismos que previene la formación de coágulos. Cuando la sangre se queda estancada por un largo periodo de tiempo, se pueden formar coágulos.[9] Cuando se forma un coágulo, pueden suceder infartos y embolias pulmonares. Son enfermedades que no quieres tener en tu vida.

Adivina qué: ¡la calidad de tu sueño puede influir si desarrollas un ritmo cardiaco irregular y un enorme coágulo en la pierna! Algunos estudios han demostrado que los individuos propensos a la fibrilación arterial reducen las probabilidades de que la enfermedad regrese luego del tratamiento si reducen su apnea del sueño en caso de que la padezcan. ¡Después de que los individuos trataron su problema para respirar, su riesgo de desarrollar fibrilación arterial bajó de 82 a 42 por ciento!

Pensemos por un momento en nuestro corazón. ¿Dónde vive nuestro corazón? En nuestro pecho. ¿Quiénes son sus vecinos? Los pulmones. Echemos un vistazo a la imagen de la página anterior.[10]

La imagen muestra tu corazón y tus pulmones. Nota cómo tu corazón está ubicado a la derecha justo entre tus pulmones, y cómo todo está sellado dentro de tu cavidad torácica. Tu corazón necesita estar ahí porque su función principal es bombear sangre que ya no tiene oxígeno (la sangre azul: la sangre se vuelve azul oscura cuando ya no tiene oxígeno) a los pulmones, donde vuelve a recibir oxígeno, convirtiéndose en rojo brillante. En este proceso, la cavidad torácica actúa como un fuelle.

Para los pulmones es algo bueno. Cuando expandimos nuestro pecho, justo como los fuelles, creamos una presión negativa, o un vacío. Hay un dicho que dice que la naturaleza aborrece el vacío, y es cierto, el aire afuera de nuestros pulmones entra a toda prisa para llenar el espacio creado, lo que nos lleva a inhalar. Cuando respiramos bien, todo está bien. Cuando un individuo tiene problemas para respirar, las cosas se vuelven problemáticas. Mira de nuevo el diagrama e imagina a una persona con dificultades para respirar por la noche. Para impedir sofocarse, tratará de absorber aire ("A") hacia los pulmones cada vez con más fuerza.

Por desgracia, por el espacio que ocupa el corazón dentro de esa cavidad torácica, cualquier intento por succionar aire para llevarlo a los pulmones tiene la consecuencia de volver a llevar sangre al corazón (la "B" de la derecha).

Si el corazón tiene problemas para bombear sangre, la que sale otra vez del corazón (la "B" en la parte inferior del diagrama) no tiene a dónde ir. No puede regresar al corazón porque la sangre no se mueve de manera eficiente. La sangre no puede dar media vuelta y regresar. Así que, ¿cuál es la solución natural del cuerpo?

Resulta que hay dos consecuencias, ambas malas. La primera es que los fluidos son empujados fuera de los vasos sanguíneos y entran al tejido de nuestro cuerpo, por lo general de nuestras piernas. Es el mecanismo detrás de la hinchazón de piernas o edema.

En segundo lugar, el corazón funciona con más intensidad para bombear la sangre. ¿Qué sucede cuando un músculo, como el corazón, funciona con más intensidad? Se agranda. Ése es el comienzo de la falla cardiaca.

Para las personas que no tratan los trastornos respiratorios relacionados con el sueño, las consecuencias a largo plazo en el corazón son devastadoras. La falla cardiaca es el resultado inevitable.

EL SUEÑO Y EL HUMOR

Toda esta charla sobre mala calidad del sueño, problemas cardiacos, Alzheimer y no entrar en tus jeans favoritos es muy deprimente. ¿Quieres algo que te levante el ánimo? Prueba dormir. ¡En serio! Una mala calidad del sueño puede conducir a depresión y a consecuencias negativas del humor. Éste sería un buen momento para escuchar tu disco favorito.[11]

- Una mala calidad del sueño puede empeorar drásticamente tu estado de ánimo y se relaciona con empeorar la depresión y la ansiedad. Para algunos especialistas en salud mental, la asociación entre depresión e insomnio es tan fuerte que no diagnostican la depresión en alguien que no muestre señales de trastornos del sueño.
- Despertarse muchas veces durante la noche, sin importar la razón, puede contribuir significativamente a tener peor humor y emociones negativas. En su estudio de 2015, Patrick Finan, investigador de

John Hopkins, descubrió que los efectos de la interrupción del sueño en el humor podían ser más fuertes que los efectos de un sueño reducido.

■ Los trastornos del ritmo circadiano a menudo se asocian con la depresión y otros trastornos del humor. A medida que los pacientes pasan más tiempo en cama y sin llevar a cabo sus actividades normales, su horario y sus ciclos de sueño se vuelven un gran desastre. Ven episodios de *Law & Order*, comen, hacen ejercicio y duermen a todas horas del día y de la noche.

■ Para los pacientes que padecen apnea obstructiva del sueño, la depresión es una enfermedad derivada común. En un estudio de 2015, David R. Hillman y otros investigadores de la Universidad Western de Australia descubrieron que la apnea del sueño reduce la incidencia de la depresión de manera significativa, de 73 a 4 por ciento.

■ Los pacientes bipolares pueden tener problemas significativos para dormir. Los episodios de manía pueden presentar largos periodos de tiempo en los que el paciente es incapaz de conciliar el sueño. Un estudio de 2015 mostró que los episodios de depresión conllevaban a un mayor riesgo de tener sueño de mala calidad, a dormir de más y presentar problemas con los horarios para dormir.

EL SUEÑO Y EL CÁNCER

Desearía estar inventando esta sección. Al abordar el tema del sueño por tanto tiempo, me parece que la asociación establecida recientemente entre disfunción del sueño y cáncer es muy perturbadora. Aunque hay evidencia de que una mala calidad de sueño puede relacionarse con varios tipos de cáncer (próstata, oral, nasal y colorrectal, así como del sistema nervioso primario), el nexo emergente entre dormir mal y desarrollar cáncer de seno parece el más fuerte. No sólo las alteraciones del sueño como el cambio de turnos en el trabajo y dormir menos de lo necesario representan un factor de riesgo potencial para el desarrollo de cáncer de seno, además, la epidemióloga Amanda Phipps descubrió que presentar sueño insuficiente antes del diagnóstico puede ayudar a predecir el resultado del tratamiento.

En 2007, la Organización Mundial de la Salud (OMS) publicó una monografía titulada "Carcinogénesis ocasionada por cambio de turnos, pintar y apagar fuegos". Entremos en detalle. La OMS no sólo equipara el cambio de turnos con inhalar los vapores de la pintura y el humo de casas que se queman en términos de ocasionar cáncer, ¡sino que pone al inicio de la lista el cambio de turnos! En esta investigación incipiente, los investigadores también encontraron una relación entre el cambio de turnos y el cáncer de seno, así como una disminución general del funcionamiento del sistema inmunológico. Investigaciones posteriores en torno al cambio de turnos, hicieron que la Agencia Internacional para la Investigación sobre el Cáncer, de la Organización Mundial de la Salud, clasifique el cambio de turnos como factor cancerígeno probable (grupo 2A).

EL SUEÑO Y TU SISTEMA INMUNOLÓGICO

"Vete a dormir o te vas a enfermar. ¿Cuántas veces los niños escuchan esta clásica frase de los padres? Cuando yo era niño, esas palabras no tenían ningún efecto en mi deseo de quedarme despierto viendo el programa de David Letterman o acomodando mis tarjetas de futbol.[12] En esa época, esta relación entre mi hora de irme a la cama y mi salud general no tenía mucho sentido, pero en la universidad, la combinación del estrés con las desveladas a veces causó estragos en mi cuerpo. Estoy muy seguro de que casi me da la plaga después de una semana pesada de exámenes finales.

¿Por qué desvelarse quemándose las pestañas o estar de guardia en el hospital casi invariablemente me hacían resfriarme? Nuestro sistema inmunológico está íntimamente relacionado con la cantidad y calidad de nuestro sueño.

- En un estudio de 2015 dirigido por Aric Prather, de la Universidad de California, San Francisco, a los participantes se les dio rinovirus de manera voluntaria. Si los individuos habían dormido seis horas o menos, tenían más probabilidades de desarrollar un resfriado que quienes durmieron más de siete horas.

- Otro estudio reciente realizado por un equipo de investigadores de Taipéi, Taiwán, demostró que las alteraciones en el sueño eran un factor de riesgo para desarrollar trastornos autoinmunes. Esas enfermedades pueden producir una amplia variedad de síntomas que te inhabilitan, como dolor de las articulaciones (artritis reumatoide), endurecimiento paulatino de la columna (espondilitis anquilosante), resequedad en los ojos, boca y otras partes del cuerpo (síndrome de Sjögren), crecimiento anormal del tejido conectivo en todo el cuerpo (esclerosis sistémica) y una enfermedad que puede ocasionar daños en prácticamente cualquier parte del cuerpo (lupus eritematoso sistémico).

- En un estudio de 2013, a un grupo de amigos de una fraternidad les pidieron que compartieran el mismo vaso rojo de plástico durante todo un fin de semana de juerga nocturna. Después de evaluar tres días y dos noches de fiesta continua, los investigadores, sorprendidos, descubrieron que...

¿Es necesario que continúe? Prácticamente podría ir órgano por órgano repasando todo el cuerpo y mostrarte cómo la falta de sueño es dañina. ¡Y ni siquiera hemos llegado a la parte en que un sueño alterado puede devastar la capacidad de tu cuerpo para regular el azúcar de la sangre, generando un factor de riesgo de diabetes enorme![13] ¿Es necesario que diga algo más aparte del hecho de que los problemas del sueño dañan tu cerebro y podrían ocasionar Alzheimer? El cerebro es el órgano más importante de tu cuerpo. Punto. Hablar sobre cualquier órgano menor es sólo hacerte perder tu tiempo y el mío. Así que avancemos.[14]

REPASO DEL CAPÍTULO 1

1. Cuando el sueño no está funcionando adecuadamente, no trabajas bien.
2. Cuando la gente dice que los científicos no saben nada sobre el sueño, están equivocadas.

¿Por qué comemos un pastel de cangrejo? ¿Por qué bebemos un vaso de jugo de naranja? Porque en realidad no tenemos opción. Tenemos que comer para vivir. Con el sueño, tenemos todavía menos opción porque, cuando el impulso de dormir es lo suficientemente fuerte, nos supera y nos obliga a dormir. Mi lema es: "Dormir siempre gana".[15] Dormir es un motor poderoso del comportamiento humano. ¿Qué más nos mueve? Sigue leyendo y descúbrelo.

2

Motivaciones primarias

POR QUÉ NOS GUSTAN TANTO EL TOCINO, EL CAFÉ Y UNA BUENA SIESTA DE FIN DE SEMANA

Probablemente no nos conocemos. Podrías ser cualquiera que hojea las páginas de este libro: un estudiante universitario cansado que está haciendo fila en la librería de la universidad, una madre de tres hijos que toma un té en una librería mientras sus hijos están en la escuela, una presentadora de televisión multimillonaria que acaba de decidir que éste es el libro que sus millones de televidentes necesitan leer de inmediato. A pesar de que no tengo idea de quién eres, voy a hacer varias afirmaciones respecto a ti que, sin duda, sé que son ciertas.

1. Has comido algo en los últimos días.
2. Has bebido algo en los últimos días.
3. Has pensado en el sexo en los últimos días.
4. Has dormido algo en el último día o dos. (Si eres el estudiante de arquitectura cansado que lleva tres días y dos noches seguidos trabajando para terminar el diseño urbano y la maqueta del proyecto, tú no cuentas.)

Antes de que compres este libro, piensa en estas cuatro afirmaciones. Si crees que alguna no es cierta en tu contexto, deja el libro y que alguien más lo compre.

COMIDA, AGUA, SUEÑO Y SEXO (NO NECESARIAMENTE EN ESE ORDEN)

La verdad es que no tengo superpoderes. Mi secreto psíquico tiene que ver sólo con motivaciones primarias. En 1943, el psicólogo norteamericano Clark Hull propuso una idea llamada "teoría de reducción de impulsos". Para él, el comportamiento de todos los organismos estaba gobernado por su meta de mantener la homeostasis, o equilibrio, de ciertas motivaciones o deseos primarios. Tenemos una necesidad o motivación primaria de alimento y agua para nutrir nuestro cuerpo. Tenemos una motivación primaria de reproducirnos. Y adivina qué: tenemos una motivación primaria de dormir. Debido a todo esto, cuanto más tiempo pasemos sin dormir, más decidido estará nuestro cerebro a conseguirlo, hasta llegar al punto en que no sea una elección. En otras palabras, dormir es inevitable.[1]

Muchos pacientes vienen conmigo insistiendo en que el problema es que "no duermen". No logran quedarse dormidos o se despiertan y no pueden volverse a dormir. Cualquiera que me diga esto en realidad está sufriendo, por lo menos en parte, de un problema más fundamental: están durmiendo, sólo que no perciben su sueño de manera eficaz. En otras palabras, su estimación de que no duermen es totalmente equivocada. El hecho médico es que todos dormimos. Es una motivación primaria. El cuerpo insiste en que lo hagamos. Así que lo primero que necesito decirte si eres una de esas personas que "nunca duerme" es esto: necesitas aceptar un hecho muy simple o estarás condenado a luchar con tu sueño para siempre.

Tu sueño

Dilo en voz alta. No me importa dónde estés. ¿En una biblioteca? Está bien… dilo quedito. "Yo duermo." Dos palabras. Ocho letras. Dilo otra vez. "Yo duermo." ¿Que si duermes bien? Tal vez sí o tal vez no, pero *sí duermes*. Dilo: "Yo duermo." ¿Ves el reloj cada hora? Tal vez sí o tal vez no, pero *sí duermes*. No puedo enfatizar lo suficiente este punto y debo decir que por lo general es la primera ley que debo establecer con mis nuevos pacientes. Si te quedas dormido en la clase de geometría con un montón de axiomas, postulados, propiedades y pruebas, piensa en ésta como la Ley 1: *Tú duermes*.

AVANCES EN LA CIENCIA

Puedo sentirlo. Todavía no crees que duermes, o bien, piensas que eres una persona que duerme sólo dos o tres horas todas las noches. Está bien. Te entiendo. Pero piensa esto: los investigadores muy, muy inteligentes que escribieron los libros de texto que usé durante mi especialidad en el sueño llevaron a cabo estudios para analizar la capacidad de los seres humanos de funcionar durmiendo poco. David Dinges y Hans Van Dongen dividieron en grupos a los individuos de la investigación con base en si dormían cuatro, seis u ocho horas todas las noches. Los monitorearon con mucho detalle para asegurarse de que ningún participante se metiera al clóset para echarse una pestañita. El estudio duró tan sólo dos semanas. ¡Sólo dos semanas! Todos los días hay personas que me dicen que no han dormido en años. El proyecto del sueño duró catorce días... eso es todo.

En el estudio, la atención de los participantes se midió a través de una serie de tareas de vigilancia psicomotoras. ¡Para cuando el estudio terminaba, un cuarto de los participantes en el grupo de los que dormían seis horas se estaba quedando dormido durante las tareas! El grupo de personas que dormían cuatro horas lo hacía aún peor. Lo interesante es que, cuando les preguntaban, los sujetos privados de sueño en realidad no consideraban que estuvieran impedidos. En otras palabras, a pesar de quedarse dormidos frente a la computadora, esos individuos estaban mandándoles correos a todos sus amigos para decirles: "Acabo de hacer un experimento loquísimo de privación del sueño. ¡Creo que lo hice súper!"

....

Estimado lector, quería incluir un estudio reciente genial en que a los sujetos privados de sueño les hubieran pedido que durmieran un par de horas durante varias semanas y no demostraran una alteración de sus capacidades. De verdad quería hacerlo. Pero, aunque no me guste, debo reportar que esa investigación no existe. La gente simple y sencillamente no puede hacerlo. Les da demasiado sueño. Se quedan dormidos durante los estudios. Básicamente, resumiendo lo que hoy en día piensan todos los científicos connotados del mundo: es probable que haya un pequeño porcentaje de la población que duerma seis horas o un poco menos durante un periodo de tiempo relativamente largo y sean capaces de mantener su desempeño, pero el deterioro se presentará tarde o temprano. La idea de que hay personas que duermen dos o tres horas durante periodos largos y son capaces de hablar, masticar su comida, programar sus DVD y articular oraciones coherentes, simplemente no es verdad.[2]

No obstante, si eres el elegido, quiero ser quien te descubra y reciba todos los premios y reconocimientos científicos. Así que, por favor, tómate un momento para responder las preguntas siguientes:

- ¿Eres humano? ⬭
- ¿Nunca te han diagnosticado enfermedades psicológicas? ⬭
- Durante el último año, de manera consistente, *sin excepción*, ¿has dormido un promedio de sólo tres horas o menos? ⬭
- ¿Estás dispuesto a comprar un monitor cardiaco y a usarlo para demostrar que no duermes? ⬭
- ¿Estás dispuesto a ser estudiado, a que te tomen fotos y a permitir que el doctor Winter te lleve con otros investigadores del sueño para que él consiga mucha fama y fortuna? ⬭

Si respondiste sí a todas estas preguntas, necesitamos hablar de inmediato. Envíale tus datos a mi editor. Nos comunicaremos contigo.

Me encanta mi trabajo. Todo el día hablo con la gente sobre cómo duermen. Una vez cada dos semanas más o menos me veo confrontado con un paciente muerto de pánico que me suplica que le ayude porque no puede dormir o ha dormido una cantidad de tiempo ridícula en la última semana o en las últimas dos.

"Tiene que ayudarnos. ¡He dormido sólo dos horas en los últimos quince días!"

Lo que hace que este tipo de pacientes sea tan fascinante es que con frecuencia rematan esta oración con la siguiente puntada: "Desearía dormir una siesta, pero me acuesto durante el día y no me puedo quedar dormido". ¡Vaya! Un individuo que no sólo no duerme durante la noche sino que no se siente capaz de dormir durante el día. ¡Llamen a los Record Guinness! ¡Esto es mejor que el tipo excéntrico con uñas larguísimas![3]

—¿Y qué haces cuando te metes a la cama? —le pregunté.

—Me quedo acostado pensando cosas… No logro apagar mi mente.

—¿Te quedas acostado toda la noche sin hacer nada?

—Sí. Mi mejor oportunidad de dormir por lo general es entre las once y las doce de la noche. Si no me quedo dormido en ese lapso, pierdo mi oportunidad y me quedo despierto toda la noche.

¿Que qué?

Hablando del *Libro Guiness de Récords Mundiales*, aunque tienen récords de prácticamente toda hazaña imaginable, ya no reconocen los récords por privación de sueño. Quien tiene ese récord actualmente, Randy Gardner, fijó la marca de 11 días y 24 minutos en 1964. Durante esta prueba, se volvió cada vez más difícil para Randy mantenerse despierto. Su cerebro llevó a cabo microsueños (breves periodos de sueño incontrolable que por lo general duraban menos de treinta segundos) y sufrió alucinaciones, daño cognitivo severo e incluso paranoia. Esta paranoia se ha visto en muchos experimentos de privación del sueño. El caso más desafortunado fue el de Peter Tripp, cuya supuesta privación del sueño de 201 horas por fines publicitarios parece que tuvo efectos psicológicos duraderos (entre los cuales el menos grave no fue que lo consideraran un impostor).

Lo importante aquí es que una privación del sueño real, honesta, es difícil. En contextos de investigación, puede ser casi imposible mantener despiertos a los sujetos, incluso por periodos de tiempo relativamente cortos. Este tipo de privación del sueño no está exenta de consecuencias a corto plazo, incluyendo una necesidad abrumadora de dormir. En otras palabras, nadie que intente esas hazañas describe dificultades para quedarse dormido. Es un hecho aceptado que la verdadera privación del sueño (es decir, estás en una situación en la que no se te permite dormir[4]) siempre lleva a dormir, ya sea completamente o por periodos de sueño incontrolables, así como a una disminución del desempeño. En otras palabras, si estás privado de sueño, ¡tú y todos los demás lo saben! Sin embargo, si piensas que estás privado de sueño, pero no muestras tendencia alguna a cabecear cuando te estiras sobre un sofá, ¿realmente te parece que tiene sentido, sabiendo lo que sabes, decir que en realidad estás privado de sueño?

EL EJERCICIO DE NO HACER NADA DURANTE MUCHO TIEMPO

Si eres una persona que piensa que sufre una privación del sueño de largo plazo y no puedes dormir sin importar cuánto te esfuerces, haz este pequeño ejercicio.

1. Come algo y trata de ir al baño. El ejercicio 1 tomará un tiempo.
2. Apaga tu celular y baja el timbre del teléfono fijo, pide a tu familia que te dejen solo hasta que el experimento termine.

3. Pide privacidad total porque la situación en que te encuentras es "muy delicada". Dilo para que nadie te moleste.

4. Busca un sitio cómodo y privado de tu casa u oficina donde acostarte.

5. Quítate los zapatos, apaga las luces y acuéstate.

6. *¡No te duermas!* Sólo quédate acostado ahí durante las próximas siete horas.

7. Reflexiona sobre la experiencia.

El ejercicio de no hacer nada durante mucho tiempo está supercañón, ¿verdad? No hacer nada por una hora puede ser pesado. No hacer nada por siete horas es terriblemente difícil,[5] no obstante, cuando no pudieron dormir la noche anterior, las personas siempre afirman que se quedaron despiertas sin hacer nada.

Para poner las cosas en perspectiva, no dormir durante cuatro días y no tener sueño después equivale a que alguien se presente en mi consultorio diciendo que no ha comido en cuatro días y, no obstante, no tiene hambre *y* está subiendo de peso. Sí, ya sé que cuando estás a punto de la inanición, el cuerpo ya prácticamente no siente dolor, pero entiendes a qué me refiero.

No dormir y al mismo tiempo no sentirse con sueño va en contra del sueño como una fuerza biológica primaria. En ese sentido, algunos me han dicho que cuanto más tiempo permanecen despiertos, ellos o sus hijos, *menos* somnolientos se sienten. Esto tiene un poco de sentido cuando piensas que el proceso del cerebro para mantenerte despierto o en estado de vigilia es un proceso separado del que inicia y mantiene el sueño. A pesar de esto, un individuo *siempre* tendrá más sueño cuanto más tiempo permanezca despierto. Este impulso se verá afectado por un incremento en el estado de vigilancia o en la ansiedad.[6] Esto no significa que el individuo no pueda dormir. Puede significar que están en juego otros factores que lo mantienen despierto *en ese momento*. Acostarse a dormir y percibir olor a humo podría incrementar la ansiedad y mantener despierta a una persona. Escuchar que algo se mueve bajo la cama podría mantenerla despierta. Estar muy preocupada porque no podrá quedarse dormida también puede influir.

Cliff Saper, investigador del sueño de Harvard, llevó a cabo un estudio en que se analizaba el sueño de las ratas. Las ratas fueron colocadas en jaulas, algunas limpias y otras sucias. Se midió su sueño y su bioquímica cerebral. ¿Las ratas se durmieron? Por supuesto. ¿Las dos durmieron igual? No. Las ratas en las jaulas sucias mostraron más señales de agitación y no durmieron tan bien como las que estaban en jaulas limpias. Su ansiedad roedora por estar en una jaula sucia fue un factor que inhibió su capacidad de dormir. Siguieron desarrollando somnolencia del mismo modo que las que estaban en jaulas limpias, pero el aumento en el nivel de ansiedad les obstaculizó dormirse.

¿Duermes bien? Probablemente no, de lo contrario no estarías leyendo este libro. Está bien. Eso es distinto de no dormir. La queja "no puedo dormir" es imprecisa y falsa, así que deja de recitar este mantra para reforzar lo que piensas. Yo no tengo reparos en interrumpir a mis pacientes y corregir este tipo de lenguaje en mi clínica una vez que explico este hecho.

"No duermo. No soy sólo yo. Mi madre nunca dormía. Ella acostumbraba…"

"No. Deténgase y vuelva a empezar".

"Mmm, tengo dificultades para dormir y mi madre también tenía dificultades para dormir".

"Mucho mejor. Continúe."

Cada paciente que llega a mi consultorio y responde a mi pregunta "¿en qué puedo ayudarlo?" diciendo "ayúdeme a dormir", desde el principio obtiene un buen golpe justo de frente. Deja de decirte (y de decirles a los demás) que no duermes o no puedes dormir. Sin importar lo sucia que esté la jaula, por así decirlo, tu cuerpo no permitirá que *no* duermas. Si no puedes comer o beber, morirás. Si de verdad no puedes dormir, también morirás, probablemente en pocas semanas. Apuesto a que tus problemas para dormir llevan más que eso y no estás muerto. ¿Qué te dice eso?

Me parece interesante la manera en que los pacientes lidian con las enfermedades del sueño en comparación con las alimenticias. Muchos individuos llegan a casa a la hora de la cena, se sientan a la mesa, miran el pollo y simplemente no tienen hambre. Alguno puede servirse y picar un poco de pollo y de ensalada verde antes de saltarse la cena. La mayoría de las personas (que no padecen anorexia) pensarán poco esta decisión porque saben en el fondo de su mente que su apetito regresará y seguirán comiendo hasta lograrlo. Compara esto con dormir. Un individuo se mete a la cama y simple y sencillamente no tiene ganas de dormir. Muchas personas se preocupan de inmediato por esto y el estrés hace que tengan aún más dificultades para dormir esa noche o algún otro día de esa semana. Para muchos, la confianza de que el rumbo del barco se va a corregir cuando el *sueño* está involucrado simplemente no existe.

Aunque a menudo comparo el impulso del cerebro por dormir con su impulso por comer, hay diferencias sutiles. Nuestros cerebros técnicamente no tienen la capacidad de hacernos comer. Podemos tener muchísima hambre y un gran impulso por ingerir alimento, pero en casos extremos de anorexia o en alguna especie de huelga de hambre intencional, un individuo podría superar el hambre hasta el punto de morir. Sin embargo, con el sueño el cerebro tiene la última palabra y de hecho tiene el poder de obligarnos a dormir a todos. Esperamos que esto no suceda cuando vamos manejando de regreso del trabajo.

¿CUÁNTO NECESITAMOS DORMIR?

Lo suficiente. Ésa es la respuesta. Necesitas dormir lo suficiente. Ni muy poco porque te quedarás dormido en la mesa. Ni demasiado porque puede ser que te encuentre en tu cama moviendo los pulgares, esperando que te dé sueño. Ninguna de las dos opciones es divertida.

Los reporteros que investigan sobre el sueño por lo general escriben uno de los siguientes artículos, centrados en alguna de estas preguntas: ¿cómo podemos dormir mejor?, ¿las siestas son buenas? y, por último, ¿cuánto tenemos que dormir?

Como preámbulo de esta sección comenzaré a descargar algunas responsabilidades. En realidad no quería incluir esta sección, pero creo que debo abordar esta información.[7] También quiero dejar claro que son sólo parámetros y no necesariamente metas. Conforme leas esta sección, mantén en mente que la necesidad de sueño es tan individual como la necesidad de calorías. Si duermes bien, te sientes bien y no tienes síntomas de somnolencia excesiva; sea cual sea la cantidad de tiempo que duermas, probablemente está bien.

Las necesidades de sueño cambian con el tiempo, pero probablemente ya lo sabías si has convivido con bebés. Los pequeños son osos dormilones y no parecen capaces de hacer mucho más que quedarse dormidos, comer y hacer alboroto por algunas cosas: por lo general, desechos en sus pañales, hambre, dolor de dientes y gases. A medida que pasa el tiempo y el pequeño comienza a hacer cosas más avanzadas como tomar clases de cálculo y usar Snapchat, mira cómo son sus patrones de sueño. Es probable que duerman mucho menos y sus siestas tal vez no existan. No te preocupes, es normal.

Según un estudio realizado en 2004 por Maurice Ohayon, investigador del sueño de Standford, a lo largo de nuestra vida, nuestra necesidad de sueño disminuye. A veces sucede tan rápido como cuando un bebé se convierte en niño. En otras ocasiones, la necesidad de sueño es relativamente estable. Con esto en mente, podemos hablar sobre la necesidad de sueño como algo relacionado con grupos de edades. Una vez más, son sólo parámetros, así que no te asustes si no eres perfecto.

AVANCES EN LA CIENCIA

En 2014, la Fundación Nacional para el Sueño reclutó a dieciocho expertos en sueño. Su misión consistió en observar nueve grupos de edades distintas y determinar cuánto tiempo necesitaban dormir con base en la evidencia disponible.[8] Esas recomendaciones, publicadas en 2005, en muchos casos diferían de los rangos de tiempo que antes aconsejaba la fundación.

Para el grupo de recién nacidos (hasta los tres meses), se recomendaba dormir de catorce a diecisiete horas al día. Antes, era un rango de doce a dieciocho horas. Nada más. Ahora, si tu bebé duerme de doce a trece horas diarias, estás fallando como padre.[9]

A los bebés de cuatro a once meses se les restan dos horas. Su rango de doce a quince horas representa un aumento con base en la recomendación anterior, que era de catorce a quince horas.

Los niños preescolares (de tres a cinco años) tienen otra disminución. Se recomienda que duerman de diez a trece horas. Tanto los bebés como los preescolares ganaron una hora en comparación con las recomendaciones anteriores.

Prácticamente lo mismo sucede con los niños en edad escolar (de seis a trece años). Deberían dormir de diez a doce horas antes de despertar, ir a la escuela y no quedarse atrás.

Los adolescentes (de trece a diecisiete años) pierden una hora en comparación con sus molestos hermanos pequeños, y pasan tan sólo de ocho a diez horas durmiendo.

Por último, los jóvenes y adultos (de dieciocho a veinticinco y de veintiséis a sesenta y cuatro años) pierden una hora, y duermen entre siete a nueve horas.

En un vuelco irónico del destino, que por fin se han retirado y ya no tienen hijos en casa, necesitan sólo de siete a ocho horas de sueño, lo que los lleva a preguntarse continuamente: "¿qué hago con las otras dieciséis horas de mi día? Ya no pasan nada bueno en la televisión".

Antes de dar por concluido este capítulo, probablemente es importante hablar sobre cómo nuestro sueño ha cambiado, no con el paso de nuestra vida, sino a lo largo de generaciones. En otras palabras, cuando eran jóvenes, ¿el abuelo y la abuela dormían mucho más que nosotros hoy en día? Dada la cantidad de tiempo que pasaban caminando de un lugar a otro bajo la nieve y ahorrando hasta el último centavo para comprar unos caramelos en la tiendita, parecería que no tenían nada de tiempo para dormir.

Aunque puede que resulte fácil pensar que no dormimos lo suficiente hoy en día y dormimos mucho menos que nuestros antepasados, muchos estudios sugieren lo contrario. En un estudio que se llevó a cabo en 2010, Kristen Knutson analizó las horas de sueño diario de individuos desde 1975 hasta 2006, y concluyó que en realidad no estamos durmiendo menos, a pesar de que la gente parece trabajar más. Esta investigación no parecía apoyar la idea de que los miembros de la sociedad moderna dormían radicalmente menos que sus contrapartes de hace una generación.

El otro estudio que hace dudar de que estemos durmiendo menos que en el pasado se centró en analizar culturas cazadoras-recolectoras y sus patrones de sueño. En un estudio de 2015, realizado por el investigador Gandhi Yetish, noventa y cuatro adultos de Tsimane (Bolivia), Hadza (Tanzania) y San (Namibia) fueron observados un total combinado de 1 165 días. Los resultados indicaron que sólo dormían un promedio de seis horas con veinticinco minutos por noche. Esto está en el extremo más bajo del promedio actual en las sociedades industriales occidentales. Aunque el reporte indicó que los sujetos que formaron parte del estudio descansaban bastante en sus tiendas, la baja cantidad de sueño fue inesperada.

Así que ahí lo tienes. Felicidades. Estás entre los que duermen. Espero que duermas la cantidad adecuada de horas con base en tu edad y contexto cultural, pero no te preocupes mucho si no es así. Para eso es este libro. Si puedes admitir frente a ti mismo con honestidad que, siendo realistas, sí duermes algo, vamos bien. Tómate un minuto para estirarte y digerir lo que acabas de leer. Como la pasta italiana, este capítulo puede resultarles pesado a algunas personas. Tómate tu tiempo con esta idea si lo necesitas, antes de entrar de lleno en los mundos de la somnolencia y el cansancio.

REPASO DEL CAPÍTULO 2

1. Los impulsos animales primarios incluyen hambre, sed, sexo y sueño. Si no satisfaces estas necesidades, morirás (excepto por el sexo que, si faltara, daría como resultado la extinción de toda la población).
2. Tú duermes. Quizá no duermas bien, pero *sí duermes*.
3. La necesidad de dormir varía de una persona a otra, y de hecho tiende a disminuir a medida que crecemos.
4. Algo de unas ratas que dormían en jaulas sucias.

Bueno, está muy bien que las ratas duerman en jaulas, pero a veces tú no logras dormir en tu cómoda cama, incluso en noches en que estás totalmente exhausto. ¿Cómo puede alguien que está cansado no quedarse dormido? Hablemos sobre lo que significa estar adormilado. Si estás demasiado adormilado como para darle vuelta a la página y ya te estás quedando dormido, ¡entonces creo que hemos tenido éxito de una u otra forma!

3

Adormilado *versus* cansado

¿ESTÁS DEMASIADO FATIGADO PARA IR AL GIMNASIO O TE QUEDAS DORMIDO EN EL TAPETE DE YOGA?

Estoy cansado. Estoy adormilado. Estoy molido. Estoy hecho polvo, hecho pomada, agotado, exhausto, sin poder más, como zombi, *muerto*. Estos términos son tan comunes en mi consultorio como el que los pacientes se queden dormidos en mi acogedora sala de espera.

Para comprender tu problema de sueño, divide su naturaleza y determina si decir que estás "adormilado" es un buen punto de partida. En este libro, cuando usamos la palabra *adormilado*, me refiero a un individuo que probablemente se vaya a dormir o tiene una alta tendencia a dormir.[1] Es una definición importante porque con frecuencia la gente usa los términos *adormilado* y *cansado* indistintamente, cuando en realidad no quieren decir lo mismo. Una persona que se describe como "adormilada" pero me dice que le toma cuatro horas quedarse dormida, en realidad no está "adormilada" según mi definición. Su motivación de dormir es baja, no alta. Entender las diferencias entre estar adormilado y cansado hará que estés mejor informado sobre tus propios problemas de sueño y lo que necesitas para atenderlos.

CANSANCIO: "ESTOY CANSADO DE ESTAR CANSADO"

Imagina un jugador de futbol que camina por el campo al terminar el partido. Está acalorado, sudoroso y un tanto agotado por la paliza que acaba de recibir del otro equipo. Lleva la cabeza baja y se tambalea un poco a medida que avanza hacia la línea de banda. En los vestidores, tal vez se tope con un reportero que quiere hacerle algunas preguntas sobre el juego y sobre algunos detalles de la estrategia fallida. Mientras el reportero lo acosa, probablemente el jugador no responderá: "Cometimos muchos errores, sin duda. Mientras poníamos en práctica la estrategia, algunos compañeros y yo comenzamos a sentirnos realmente adormilados. De hecho, al interceptar el balón en el tercer cuarto, hice la jugada equivocada porque me quedé dormido durante algunos segundos y nunca entendí las indicaciones que me estaba dando el entrenador. Seguramente me dormí algunas veces más, porque no recuerdo varias jugadas más. [Bostezo] Discúlpeme. Voy a tomar una siesta antes de la conferencia de prensa".

La mayoría de los individuos en esta situación no estarían adormilados, como en este ejemplo. Estarían *cansados*, es decir, describirían que el nivel de energía de su cuerpo está bajo. Puede que te vayas a la cama cuando estás cansado, pero no necesariamente adormilado. Te acuestas temprano porque sientes que no te quedan fuerzas. Sin embargo, a pesar del cansancio, tienes dificultades para dormir porque no estás adormilado. Es una receta para el insomnio.[2]

Ejercicio para medir tu nivel de cansancio

La Escala de a Severa (EFS) es una evaluación validada del nivel de cansacio de un individuo. Responde las siguientes afirmaciones sobre tu nivel de cansancio para ver qué papel desempeña la baja energía en tu vida.[3]

Durante la semana pasada, descubrí que:

Estoy muy en desacuerdo ←→ Estoy totalmente de acuerdo	
Mi motivación es más baja cuando estoy cansado.	1 2 3 4 5 6 7
El ejercicio me genera cansancio.	1 2 3 4 5 6 7
Me canso fácilmente.	1 2 3 4 5 6 7
El cansancio interfiere con mi funcionamiento físico.	1 2 3 4 5 6 7
El cansancio me ocasiona problemas frecuentes.	1 2 3 4 5 6 7
Mi cansancio me impide un funcionamiento físico constante.	1 2 3 4 5 6 7
La fatiga interfiere con el desarrollo de ciertas labores y responsabilidades.	1 2 3 4 5 6 7
El cansancio está entre mis tres síntomas más incapacitantes.	1 2 3 4 5 6 7
El cansancio interfiere con mi trabajo, familia o vida social.	1 2 3 4 5 6 7

Los teléfonos celulares tienen un pequeño ícono que representa la batería, y nos permite saber cuánta les queda. El mío hasta se pone rojo y muestra un signo de admiración cuando llega a un punto demasiado bajo. Por desgracia, las personas no tenemos indicadores tan claros de energía baja, así que debemos buscar otras pistas para saber cuándo es momento de recargar baterías. ¿Te resulta difícil encontrar la motivación necesaria para ir a tu clase de spinning? ¿Tienes dificultades para terminar los informes del trabajo? ¿Te falta el impulso necesario para sacar la ropa de la lavadora y doblarla? Ésos pueden ser los focos rojos de nuestro cuerpo que indican que te sientes cansado.

Todo el tiempo le digo a mis pacientes: "Cuando estés cansado, descansa un poco. Cuando estés cabeceando, duerme un poco". Entonces, ¿qué debes hacer si cabeceas mientras lees esta sección? Dormir un poco, regresar y seguir leyendo.

Un comentario final sobre el cansancio. Es muy fácil luchar con el cansancio durante el día y señalar como culpable a tu manera de dormir, diciendo: "Si tan sólo pudiera dormir más o mejor, me sentiría mejor durante el día". Puede ser.

La lista de cosas que ocasionan cansancio es interminable. Aquí tienes una pequeña que hice para principiantes:

Hipotiroidismo

Deficiencia de vitamina B12

Deficiencia de hierro

Anemia

Testosterona baja

Depresión

Esclerosis múltiple

Enfermedad de Lyme

Parkinson

Efectos secundarios de algún
  medicamento

Desnutrición

Embarazo

Infección en el tracto urinario

Diabetes

Enfermedades cardiacas

Fiebre glandular

Podría continuar indefinidamente. Hay muchos elementos que hubiera podido añadir a la lista, incluyendo el síndrome de fatiga crónica. El punto es el siguiente: una alteración en el sueño puede ser la razón de que te despiertes como hilacho todas las mañanas o puede deberse a algo que no tiene nada que ver con tu sueño. No te claves demasiado con la idea de que "si tan sólo pudiera dormir mejor, me sentiría mejor". Puedes sentirte cansado por una causa distinta a la falta de sueño o a una mala calidad de sueño. Entender cómo duermes y resolver cualquier problema son los primeros pasos para descubrir la causa de tu cansancio. Si puedes mejorar tu sueño gracias a este libro, y sigues cansado todo el tiempo, es algo que tu médico debe saber.

SOMNOLENCIA: "NO ESTOY DURMIENDO, SÓLO ESTOY DESCANSANDO LOS OJOS", Y OTRAS FALSEDADES

La somnolencia es un problema enorme en Estados Unidos. Hay pequeños ejemplos por todas partes: feligreses que se quedan dormidos durante la misa, un portero que cabecea en la recepción de un hotel, un estudiante de geología que se queda dormido viendo diapositivas de rocas ígneas. Aunque estos ejemplos son relativamente comunes, piensa en el siguiente ejemplo:

> Alrededor de las 00:09, el 24 de marzo de 1989, el barco tipo tanque *Exxon Valdez*, cargado con aproximadamente 1 263 000 barriles de petróleo, ancló en Blight Reef en Prince William Sound, cerca de Valdez, Alaska. Al momento del anclaje, el navío estaba bajo el control náutico del tercer oficial. No hubo heridos, pero alrededor de 258 000 barriles del cargamento se derramaron cuando ocho tanques se estrellaron, lo cual resultó en un daño catastrófico para el medio ambiente.

La Junta de Seguridad concluye que el tercer oficial había dormido sólo cuatro horas antes de comenzar el día de trabajo el 23 de marzo y sólo durmió una siesta de 1 a 2 horas en la tarde. En consecuencia, al momento del anclaje, probablemente había dormido apenas 5 o 6 horas de las 24 anteriores. Además, tuvo un día estresante y físicamente demandante y estaba trabajando más allá de su periodo de guardia habitual.

Éste es un fragmento del reporte de accidente marino del 4 de marzo de 1990 realizado por la Junta de Seguridad de Transportación Nacional con relación al anclaje del barco estadounidense *Exxon Valdez* (la causa del mayor desastre ecológico del país desde el de Three Mile Island).[4] En este reporte, la privación del sueño y el cansancio fueron enlistados como elementos que ocasionaron el choque.

La historia del *Exxon Valdez* no es un incidente aislado. Los accidentes están sucediendo todo el tiempo, tanto a gran escala (como el desastre del *Challenger*), como a pequeña escala (quedarte dormido mientras juegas boliche con tus compañeros de trabajo y despertarte con un bigote pintado con plumón).

¿Qué te hace sentir somnoliento? En mi caso, el musical *Cats*.[5] Me senté a ver el espectáculo y me quedé dormido tan rápido que pensé que mi esposa me había drogado. En el mundo real, hay tres causas de somnolencia. Ciertos medicamentos te hacen sentir somnoliento. Además de los medicamentos, la falta de sueño y la disfunción del sueño son las causas más comunes. A continuación tienes una guía paso a paso para lograr la somnolencia:

1. Compra la primera temporada de *Breaking Bad*.
2. Quédate hasta tarde viendo cómo Walt White poco a poco deja de ser un tranquilo profesor de química de secundaria y se convierte en jefe implacable de las drogas.
3. Entra en pánico cuando veas que el reloj dice que faltan tres horas para levantarte e ir a trabajar una mañana de lunes.
4. Duérmete.
5. Siéntete terrible el lunes mientras te regañas por tu maratón televisivo.
6. Repite los pasos 1 a 6 hasta que termines de ver la serie *Breaking Bad* y la remplaces por *Mad Men*.

En realidad es así de fácil. Hay otros métodos, como tener más de un empleo, estar en un campamento para entrenar, levantarte a media noche para alimentar a tu recién nacido, estudiar toda la noche para los exámenes finales de la universidad, hacer una residencia en neurología o preocuparte por cómo hacer todos los pendientes de mañana de tu ajetreada vida. Las posibilidades son infinitas y los resultados son todos iguales. En promedio, no estás durmiendo lo suficiente para que tu cerebro funcione correctamente durante el día y, en consecuencia, como un adolescente borracho, tu cerebro toma las llaves del auto de tu voluntad y dice: "Eres patético. Yo estoy al volante y tú ya no tienes el control de cuándo duermes". Con eso, tu cerebro comienza a actuar como un verdadero idiota, pidiendo dormir todo el tiempo. Ahora te quedas dormido en salas de espera, mientras manejas, al hacer el amor y en todo tipo de situaciones interesantes.

¿Por qué te quedas dormido todo el tiempo? Porque el sueño es un impulso primario y tu cerebro hará lo que haga falta para asegurarse de que sea satisfecho. La falta de sueño genera un impulso mayor de dormir (somnolencia) del mismo modo en que la falta de comida genera un impulso mayor de comer (hambre). Así que, si la falta de sueño te pone somnoliento, el disfuncional también. Para seguir la analogía con la comida, si la falta de sueño equivale a la inanición, el sueño disfuncional sería como tratar de vivir de puras golosinas.

LOS HOYOS DE TU SUEÑO

Imagina que te sale un hoyo del tamaño de una moneda junto a la barba, que conectara con el interior de tu boca. Luego imagínate comiendo en un restaurante. A medida que masticas la comida, en lugar de pasarla de la garganta al estómago para digerirla y absorberla, la comida se caería al piso. Tal vez los demás comensales no ven el agujero y sólo te ven comiendo continuamente, una hora tras otra. Al final, algún comensal observador reuniría el valor necesario para preguntarte por qué nunca dejas de comer, y tú contestarías: "¡Porque me estoy muriendo de hambre!" Estás en posición de comer, pero el acto no se completa. Eso es lo que sucede cuando el sueño se ve afectado. Desde otro punto de la habitación podría parecer que la persona está durmiendo bien, pero, si te acercas un poco, verás los hoyos.

La apnea del sueño, por ejemplo, es una enfermedad en que la persona dormida despierta una y otra vez a causa de dificultades para respirar. Quizá se despierte por un momento increíblemente breve, tan breve que su cerebro no tenga conciencia de que despertó. Pero esos despertares fragmentan el sueño de manera tan terrible que los efectos reparadores del sueño se pierden, haciendo que la persona esté tan somnolienta al despertar como cuando se fue a acostar.

Así, comienza la espiral: un sueño fragmentado te deja somnoliento y con necesidad de dormir (impulso primario, recuerda), exigencia que no puedes satisfacer debido a que la calidad de tu sueño es pobre.

Inicialmente, en el caso de una disfunción del sueño ligera, puedes compensar la calidad de sueño reducida con una mayor cantidad. Dormir un par de horas más o hacer una siestecita a la hora de la comida podrían bastar para satisfacer esa molesta necesidad de dormir y para salir airoso de las actividades del día. Sin embargo, si ese sueño adicional se vuelve disfuncional, dormir más no hará diferencia. Al final, tu sueño será tan pobre que sentirás que podrías dormir una semana entera sin sentirte descansado.[6] Puedes poner toda el agua que quieras en el tanque de gasolina, pero eso no significa que el coche vaya a andar.

Quiero decirte algo para tranquilizarte: algunos estudios científicos han descubierto que, si un adulto duerme bien, por lo general le bastan de seis a siete horas. Muchos de mis pacientes con problemas para dormir a menudo sienten que necesitan nueve horas o más para sentirse bien. Imagina preguntarles a cien adultos cuánto necesitan dormir para sentirse al máximo. La mayoría de quienes no saben que tienen problemas para dormir darán cifras altas. Éste es uno de los factores que puede llevar a los analistas de encuestas y a los investigadores a concluir que la cantidad promedio de horas de sueño que necesitamos es de ocho. De seis a siete horas está muy bien para algunas personas. Para adultos de más de sesenta y cinco años, apenas cinco horas podrían bastar, según un artículo de 2015 escrito por Nathaniel Watson y sus colegas. Las culturas cazadoras-recolectoras que mencionamos en el capítulo anterior dormían en promedio seis horas y media todas las noches y, no obstante, parecían estar saludables y bien adaptadas.

En nuestra cultura hay probablemente 40 millones de personas que padecen trastornos crónicos del sueño. Conclusión: Hay una inmensa cantidad de sueño disfuncional que ocasiona somnolencia y la gente no siempre puede "dormir" más para resolver el problema.

Es la diferencia entre somnolencia y cansancio. Ahora es un buen momento de descubrir si de verdad estás somnoliento o no. Es una pregunta fácil de hacer, peor podría ser engañosa. Entender y cuantificar tu nivel de somnolencia es esencial para mejorar tu calidad de sueño y cómo mejorarla.

AUTOEVALUACIÓN DE SOMNOLENCIA

- ◼ ¿Actualmente duermes? Date 3 puntos si contestaste que sí.[7]
- ◼ ¿Te cuesta trabajo mantenerte despierto mientras lees este libro? Aquí estaría incluido releer el mismo párrafo una y otra vez o dos o tres páginas y darte cuenta de que no tienes idea de lo que leíste. ¡Date 1 punto si es así!
- ◼ ¿Te cuesta trabajo mantenerte despierto mientras lees este libro? Aquí estaría incluido el releer el mismo párrafo una y otra vez o dos o tres páginas y darte cuenta de que no tienes idea de lo que leíste. ¡Date 1 punto si respondiste sí!
- ◼ Mal chiste.
- ◼ ¿Sintonizas tu programa favorito de *CSI* y te pierdes el emocionante final porque te quedas dormido antes de que el equipo determine quién es el culpable? ¡Date 1 punto si respondiste sí!
- ◼ ¿Te quedas dormido mientras tienes relaciones sexuales? ¡Date 1 punto si respondiste sí y 2 si lo hacías con alguien más!
- ◼ ¿Te quedas dormido en público? ¡Date 1 punto si respondiste sí!
- ◼ ¿Te quedas dormido mientras comes? Si respondiste sí, date 1 punto, pero, olvídate de los puntos, grábate en video y mándalo a un programa de videos graciosos como *American Funniest Home Videos;* ¡les *encantan* este tipo de cosas y tal vez podrías ganar algo de dinero!
- ◼ ¿Te quedas dormido en el curso de una conversación? Si te pasa mientras hablas con tu cónyuge no te pongas ningún punto, si te pasa con otras personas, ponte 5 puntos.
- ◼ ¿Te cuesta trabajo mantenerte despierto en el coche? ¡Date 1 punto si respondiste sí! ¿Tú vas manejando? ¡Ganaste! Date 20 puntos y bájate de inmediato.

Los médicos del sueño a menudo hacen a los pacientes preguntas como las de "Autoevaluación de somnolencia" para tener una idea de qué tan somnolientos se sienten. Los pacientes a menudo mienten al responder el cuestionario. Está bien. Estoy acostumbrado a despertar gente en la sala de espera de mi consultorio y siete minutos después preguntarles si alguna vez se quedan dormidos en público, sólo para descubrir que, sin inmutarse, responden que no. Por esta razón, sugiero que el cónyuge acompañe al paciente para infundir un poco de realidad a la cita.

La "Escala de Somnolencia de Epworth" es una encuesta de ocho preguntas que intenta evaluar objetivamente el nivel de somnolencia de un individuo, según una escala de 0 a 24. Cuanto más propenso esté a quedarse dormido, más alto el puntaje total; la mayoría de los médicos consideran que un puntaje de 9 o 10 o más implica somnolencia excesiva.

Escala de Somnolencia de Epworth

Probabilidades de quedarse dormido:

Situación   **Puntos**

ninguna (0)   ligera (1)   moderada (2)   severa (3)

Situación	Puntos
Al acostarse a descansar cuando las circunstancias lo permiten.	⬭
Al hablar con alguien.	⬭
Al leer un libro, revista, periódico.	⬭
Al ver televisión.	⬭
Al estar sentado tranquilo en un lugar público.[8]	⬭
Al estar sentado tranquilo después de almorzar sin haber tomado alcohol.	⬭
Al ir de pasajero en coche en un trayecto de más de una hora sin hacer una pausa.	⬭
Al ir de conductor en un coche estacionado en un semáforo o en el tráfico.	⬭
TOTAL	⬭

Al determinar qué tan somnoliento estás, comenzarás a entender mejor si tus problemas para dormir se relacionan con la calidad o cantidad de tu sueño. Si tienes un puntaje alto en las evaluaciones de somnolencia, necesitas atenderlo. Sin embargo, si no estás somnoliento, no quiere decir que no tengas un problema para dormir; simplemente significa que debemos concentrar nuestros esfuerzos en otras direcciones, incluyendo problemas relacionados con la calidad del sueño: horarios para dormir, higiene del sueño y percepción del sueño, así como estructura del sueño. Otras influencias externas como alteraciones del estado de ánimo (ansiedad, depresión), dieta, medicamentos y otras también deben considerarse.

AVANCES EN LA CIENCIA

Imagina que con tu pareja están en una fiesta y un conocido empieza una conversación interminable. Mientras platican amablemente, tu pareja te lanza "la mirada" que ya conoces y que básicamente significa "termina con esto o prepárate para un trayecto a casa horrible". Un estudio de 2015, publicado en el *Journal of Neuroscience* [Diario de Neurociencia] descubrió que la privación de sueño podía afectar tu capacidad de leer adecuadamente las expresiones faciales. En otras palabras, no dormir lo suficiente podría hacer que malinterpretes miradas como amenazantes y eso te lleve a dormir en el sillón de la sala.[9]

El escenario del sillón se pone peor. La falta de sueño, aunada a la frustración de dormir en la incómoda sala puede llevarte a una pérdida de control emocional. En otro estudio de 2015, Talma Hendler se dio cuenta de que la falta de sueño se asocia con una disminución en el umbral de "activación emocional". En otras palabras, en lugar de simplemente disculparte y dormir en el sillón, la falta de sueño genera un corto circuito en tu cerebro, que ahora cree que es buena idea pelear con tu pareja sobre por qué uno debe dormir en la cama y el otro en el sillón. El final de este conflicto es demasiado gráfico para este libro. Duerme hoy. Salva tu relación.

POR QUÉ Y CÓMO DORMIMOS: LOS SISTEMAS HOMEOSTÁTICO Y CIRCADIANO

Ahora que eres un experto en somnolencia, en lo que la ocasiona y cómo afecta a la gente, tiene sentido entender de qué manera tu cuerpo crea la somnolencia y los factores químicos que influyen en ella.

Hay dos sistemas principales en tu cuerpo que producen somnolencia: el sistema homeostático y el sistema circadiano. Idealmente trabajan en equipo para producir somnolencia y favorecer un sueño saludable y satisfactorio.

Homeostasis se refiere a generar balance o equilibrio en un sistema; se encarga de darle reposo a un sistema que no descansa. Cuanto más tiempo pases sin dormir, más poderosa será la necesidad de hacerlo y de lograr que tu sistema esté en equilibrio otra vez. Del mismo modo, cuanto más tiempo leas este capítulo e ignores la necesidad de orinar, más fuerte será el impulso de hacer pipí, hasta que resulte abrumador y no te puedas concentrar en nada de lo que lees... de nuevo, el impulso de lograr equilibrio.

Un químico llamado adenosina controla el sistema homeostático del sueño.

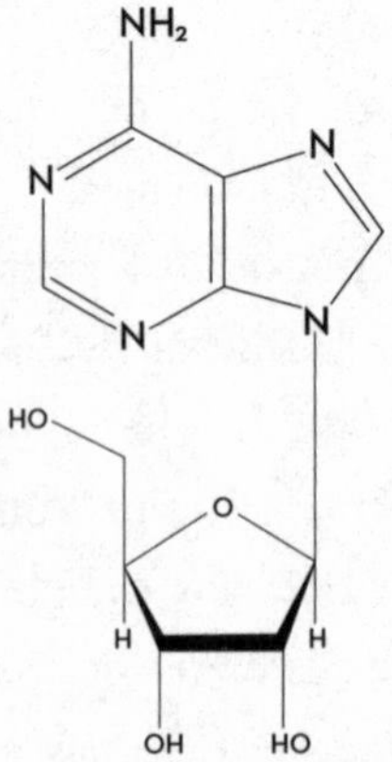

Figura 3.1. Imagen de la estructura química de la adenosina.

A medida que permaneces despierto por periodos de tiempo más largos, más adenosina se acumula en tu cerebro. Como la adenosina genera somnolencia, cuanto más tiempo estés despierto, más probable será que te sientas somnoliento. Es la química detrás del sueño como impulso primario.[10]

La cafeína bloquea la adenosina. ¿Alguna vez te has preguntado por qué el Red Bull hace que te sientas despierto? Por la cafeína, amigo. Montones de cafeína (alrededor de 80 miligramos por lato o 9.4 miligramos por onza de bebida). ¿Necesitas más? Prueba con una carga doble de café de Starbucks, con 20 miligramos por onza (mg/oz) o un exprés con 50 mg/oz. Algunas de las nuevas bebidas energéticas extremas alcanzan niveles de más de 100 mg/oz.

¿Por qué estas bebidas son completamente efectivas y maravillosas? Cuando te quedas despierto hasta las 4:30 de la mañana organizando tus papeles para envolver o haciendo cuentas, si no te tomas una buena bebida energética,[11] entenderás lo estúpida que es esa pregunta. Esas bebidas bloquean temporalmente el efecto de toda la adenosina que se acumula en tu pobre cerebro y grita para que apagues la televisión y te acuestes a dormir. Nuevas investigaciones revelan que, además, esa taza de café altera la capacidad de tu cerebro de considerar los horarios. La cafeína puede convencer al cerebro de que no es tan tarde como realmente es, haciendo que se sienta menos somnoliento al ir a la cama. Más adelante volveremos sobre horarios del sueño.

La actividad física también incrementa la adenosina, así que, cuanto más entrenes, más te sentirás somnoliento. El ejercicio es una parte vital de cualquier programa para dormir y el trabajo duro con frecuencia es una herramienta fantástica para combatir las dificultades ocasionales para dormir. Hablaremos más al respecto en el capítulo 6.

La adenosina y los impulsos homeostáticos son sólo una parte. No es accidental que a la mayoría de nosotros nos encante dormir por la noche y prefiramos estar despiertos durante el día. La luz (con más frecuencia la del sol) desempeña un papel muy importante en nuestro

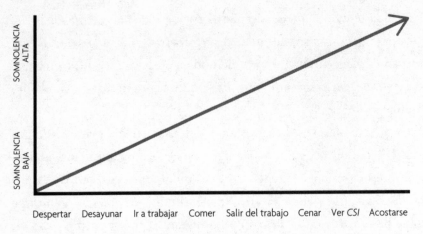

Figura 3.2. Cómo se eleva el nivel de somnolencia

sueño. ¿Alguna vez te has preguntado por qué? ¿Piensas que estamos genética y evolutivamente diseñados para buscar un bronceado perfecto? En realidad, no.

Piensa en la acumulación de adenosina en el cerebro. Si la adenosina pudiera acumularse en un cerebro no revisado, nos sentiríamos muy somnolientos para la hora de la comida y seríamos un verdadero desastre para las 4:00 de la tarde. Esta necesidad de dormir a menudo se denomina presión homeostática.

Así no funciona el sueño. En realidad, la mayor parte de nuestro nivel de somnolencia no se aprecia distinto a las 9 de la mañana que a las 9 de la noche. ¿Cómo funciona? ¿Qué otros factores están involucrados en mantener bajos nuestros niveles de somnolencia a lo largo del día?

La supervivencia de las especies depende de muchas cosas, la última de las cuales es encontrar comida. Imagina que eres una flor. ¿Qué flor serías? Yo creo que yo sería una amapola. Ahí estás, moviéndote al viento en un campo junto con las demás amapolas. A medida que el sol se levanta, tus pétalos se abren, absorbiendo su luz y la ocasional polinización de alguna abeja. A medida que el sol se pone, te cierras para protegerte de la noche. Día tras día, año tras año, siglo tras siglo, poco cambia. Esas adaptaciones que los organismos vivos han llevado a cabo

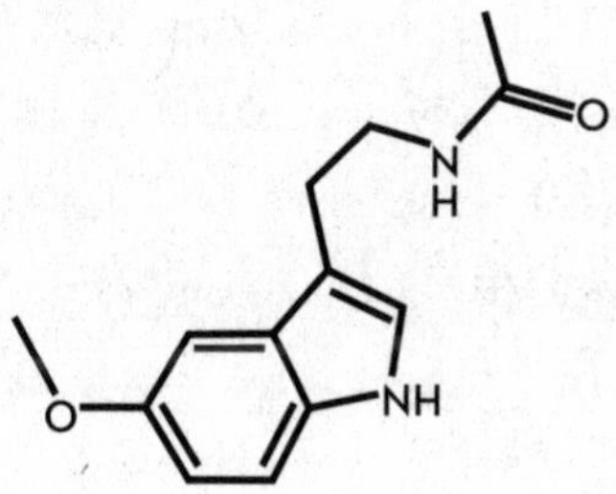

Figura 3.3. Melatonina. Nota su anillo de benceno.

en relación con el paso del tiempo no sólo son cruciales para sobrevivir, sino que se conservan intactas de una generación a otra. ¿Alguna vez te has preguntado lo importantes que son? Toma una amapola y colócala en un invernadero, alejada de la luz del exterior. Establece un ciclo de luz de doce por doce horas. La flor estará encantada. Luego, de repente, enciende y apaga las luces alternadamente y mantén igual todo lo demás. Aunque la cantidad de luz siga siendo la misma, prender y apagar las luces al azar alterará de manera significativa los ritmos naturales de la flor y morirá. El vínculo de la luz solar y su ciclo día-noche con un ritmo biológico es la base de los ritmos circadianos.

En los seres humanos, este ritmo es facilitado por un químico diferente de la adenosina. Se llama melatonina y estoy seguro de que muchos lectores de este libro lo están tomando o han tomado en algún momento para dormir.

La melatonina se produce en condiciones de oscuridad. Cuando tus ojos (retina) ven la oscuridad, un conjunto de células llamadas ganglionares de la retina, intrínsecamente fotosensibles (ipRGC),[12] son responsables de recibir la señal y enviarla al núcleo supraquiasmático (NSQ), el reloj del cerebro. Este núcleo motiva a la glándula pineal, del tamaño de un chícharo en el cerebro, a liberar melatonina. Como ésta nos hace sentir somnolientos, tendemos a adormilarnos más en la noche y menos en el día. Es interesante que los mapaches tienen la reacción opuesta a la melatonina, lo cual resulta útil dado que su supervivencia depende de andar por ahí en las noches buscando comida en los botes de basura.

Localizados dentro del NSQ, los marcapasos circadianos del cerebro trabajan para contrarrestar la acumulación de la presión homeostática del sueño durante el día. Este sistema modifica la curva de presión homeostática para hacer que se vea como en la figura 3.4.

Ahora bien, el impulso homeostático constante de dormir se mantiene a raya en el día de modo que hagas lo que debes hacer. Sin embargo, a medida que se acerca la hora de dormir, el NSQ ya no puede mantener la tapa de este mecanismo y tiene lugar la gran liberación de melatonina que induce al sueño. Pronto te quedas dormido. Sin embargo, nota el pequeño pico de somnolencia después de comer, justo antes del rescate circadiano. Ese pico de somnolencia es la razón por la cual resulta tentadora una pequeña siesta después de comer. De hecho, en algunas culturas, una siesta luego de la comida es la norma, no la excepción. ¿Esas culturas tienen razón de ceder al impulso de tomar una siesta todos los días? Algunos científicos dicen que sí. Yo creo que una siesta vespertina está bien, siempre y cuando no afecte tu capacidad de dormir por la noche. Quizá también deberías preguntarle a tu jefe si la siesta le parece bien o no.

Dos sistemas: el homeostático y el circadiano son los apoyos de tu sueño. Esas reacciones químicas son responsables de los comportamientos que asociamos con el sueño y la somnolencia. Son sistemas

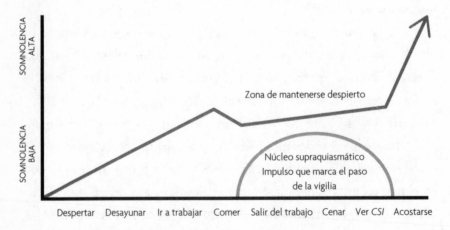

Figura 3.4. ¡Los marcapasos circadianos salvan la tarde!

evolutivamente muy sofisticados, preservados tanto por los seres humanos como por los animales.

AVANCES DE LA CIENCIA

El "interruptor" humano que enciende el sueño pudo haber sido descubierto en una mosca de la fruta. El trabajo realizado en 2001 por Ravi Allada de la Universidad de Northwestern se centra en aquello que enciende o apaga el sueño en el núcleo supraquiasmático del cerebro. Él descubrió que, cuando un grupo de neuronas presentaban alta actividad del canal de sodio, las células se prendían, generando un estado de vigilia. Cuando esas mismas neuronas mostraban una actividad de potasio alta, las células se apagaban, dando lugar al sueño. Este mecanismo de "pedal de bicicleta" podría ser la respuesta para una mejor comprensión futura del sueño.

Con estos fabulosos sistemas en marcha y trabajando bien, ¿qué podría salir mal con tu sueño? Lo más probable es que estén trabajando bien pero tú los alteras de alguna manera. Vamos a aprender más sobre el sueño de modo que idees cómo dormir mejor.

- - - - - - - - - - - - - - - - - -
REPASO DEL CAPÍTULO 3

1. *Cansancio* se refiere a una falta de energía, más que al deseo de dormir.
2. Puedes estar cansado, somnoliento o ambas cosas. Podrías no sentir ninguna. En ese caso, ¿por qué lees este libro? Lo que necesitas en realidad es un libro que te ayude a entender por qué todo el mundo te odia a ti y a tu vida fresca y llena de energía.
3. La verdadera somnolencia es ocasionada por una de las siguientes tres cosas: medicamentos, falta de sueño o disfunción del sueño.

4. Nuestro sueño está basado en dos sistemas: el homeostático y el circadiano.

5. Estás somnoliento o no. Si tuviste el valor de responder las evaluaciones del sueño, deberías tener una idea de qué tan somnoliento estás o no.

Felicidades, progresas. Espero aprendas sobre tu propio sueño y al mismo tiempo dejes de lado toda la información equivocada acumulada a lo largo de los años sobre el sueño. Deshazte de la idea de que hay algo muy malo con tu cerebro que te impide dormir bien.

- Eres una buena persona.
- Y sin lugar a dudas puedes dormir.
- Te ayudaré.

4

Fases del sueño

¿QUÉ TAN PROFUNDO DUERMES?

Respira profundo antes de adentrarte en la lectura de este capítulo. La gente tiene tantas ideas extrañas sobre las fases del sueño que esta sección puede resultar abrumadora. La gente usa términos como *sueño profundo* y *sueño REM* todo el tiempo sin tener idea de qué demonios están hablando. Este capítulo pretende educarte sobre el sueño de modo que nunca entres en el consultorio del médico y afirmes: "Tengo problemas de migraña últimamente y creo que se debe a que no sueño lo suficiente en mi sueño profundo. ¿Podría ayudarme?" De hecho, para cuando termines de leer este capítulo, comprenderás por qué decir algo así es una verdadera tontería.

¿Por qué cuando mencionas tus noches sin dormir a la hora del desayuno tu cónyuge te mira raro? Veo esto todo el tiempo cuando un paciente llega con su cónyuge. (De hecho, a menudo pido que las parejas entren con el paciente para proporcionar otra perspectiva.)

El paciente suele decirme: "No he dormido por lo menos en los últimos cuatro días".

Si veo la cara de quien comparte la cama con esa persona, a menudo observo una expresión extraña, por lo general se trata de una mueca de confusión sutil. Cuando veo esa expresión, a menudo pregunto: "¿Por qué hizo esa cara?"

La pareja responde (si es suficientemente honesta y ha prestado atención) algo como: "A mí me pareció que dormías cuando me fui a acostar" o "¿Entonces tus ronquidos eran sólo actuación para que yo pensara que dormías?"

Lo siguiente por lo general es un silencio incómodo y miradas de confusión en ambos rostros. Una discusión cordial puede tener lugar a continuación, en la cual el paciente describe los acontecimientos que sucedieron durante toda la noche con la hora exacta del reloj, como una especie de prueba de que la falta de sueño realmente ocurrió.

Este tipo de discurso a menudo recibe la siguiente respuesta: "Bueno, estabas roncando como loco las dos veces que me levanté al baño y estuviste dormido todo el tiempo mientras me vestía para ir al trabajo en la mañana. Eso es lo único que sé". Brazos cruzados.

La percepción del sueño y la realidad del sueño no siempre se relacionan. Hasta cierto punto, las fases del sueño de un individuo y su percepción del sueño por lo general reflejan si se considera alguien que duerme bien, con sueño ligero o, en muchos casos, padece problemas para dormir. Dichas percepciones a menudo están muy relacionadas con las fases del sueño, y es importante la manera en que un individuo transita por ellas, así que vamos a aprender un poco al respecto.

AVANCES EN LA CIENCIA

Las etiquetas que los pacientes emplean para describirse como alguien que duerme bien o mal no son triviales. De hecho, Iris Alapin y otros investigadores demostraron que la manera en que nos vemos a nosotros mismos respecto a nuestro sueño y las etiquetas con que nos describimos, pueden predecir más alguna disfunción diurna que la calidad de nuestro sueño. En otras palabras, si eres una persona que duerme mal pero que se considera sin problemas para dormir, quizá durante el día funciones tan bien como una persona que tiene un sueño de mejor calidad.

Me sorprende la cantidad de información falsa aceptada como un hecho por pacientes con problemas para dormir que buscan ayuda. Términos como *sueño profundo* y *etapa con sueños* a menudo se usan sin entender realmente lo que significan y cuál es su función psicológica. De hecho, la mayoría de las personas creen que son lo mismo.

Para aclarar por qué igualar sueño profundo con etapa en que soñamos es equivocado, echa un vistazo a algunas ilustraciones.

Las personas vivas están despiertas o dormidas.[1]

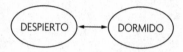

Figura 4.1. Elige un estado, el que quieras.

El sueño en sí tiene tres fases importantes. El estado de fundación es el de *sueño ligero*. Nota cómo el ligero sirve de tránsito entre la vigilia y el profundo. El *sueño profundo* es nuestro sueño más reparador, pero debes pasar por el sueño ligero para llegar al profundo.

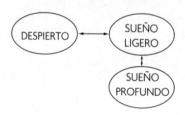

Figura 4.2. División del sueño

El tercer tipo se denomina *sueño REM*. En esta fase se presenta la mayoría de los sueños. (Algunos pueden ocurrir en otros momentos, de lo cual hablaremos más adelante en este capítulo). Algunos ejemplos clásicos de sueños REM están enlistados en la figura 4.3.

Nota que el sueño ligero es la puerta tanto para el sueño profundo como del REM. No es común pasar directamente de estar despierto a

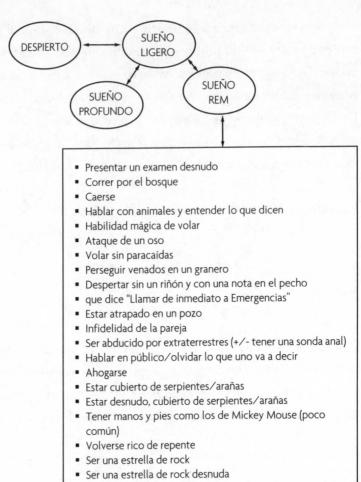

Figura 4.3. El panorama amplio (¡con una lista de los sueños favoritos del autor!)

la fase REM, ni de despierto al sueño profundo. Además, tampoco es habitual pasar directamente del sueño profundo al REM. Hacerlo puede ser una clave para determinar cuál es el problema con el sueño de una persona. Hablaremos más adelante al respecto. Por ahora, intento mantener las cosas en un nivel sencillo y sólo quiero que entiendas las tres fases distintas del sueño. Si lo entiendes, estarás por encima de la mayoría de las personas.

Las personas pasan por las diversas fases del sueño de manera muy predecible durante el sueño normal. A veces representamos las transiciones entre las etapas durante la noche mediante una gráfica llamada hipnograma (figura 4.4) que a menudo representa una noche ideal de sueño (en otras palabras, nunca sucede así de perfecto).

Analicemos la gráfica. En este ejemplo, el individuo está despierto por un rato antes de entrar en un sueño ligero por un breve periodo. Aunque la línea une el sueño REM con el ligero, la persona no está en el REM porque la línea no se mueve de manera horizontal.

Esta gráfica es la convención que los científicos usan para trazar el camino del sueño a lo largo de la noche. De esta manera, es fácil ver cómo dormir se basa en el sueño ligero y por lo general pasa a sueño REM (arriba) o a sueño profundo (abajo).

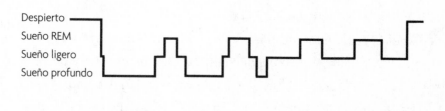

Figura 4.4. Un hipnograma sencillo que muestra los ciclos de sueño de una persona durante una noche.

La continuidad de este ciclo es extremadamente importante para que el sueño funcione y te mantengas despierto en la próxima junta de trabajo. Cada etapa del sueño tiene funciones específicas y, por tanto, consecuencias específicas si son alteradas.

EL SUEÑO REM

A comienzos de la década de los cincuenta, Eugene Aserinsky, estudiante de posgrado de la Universidad de Chicago, notó unos movimientos oculares extraños en los niños que observaba dormir. Compartió esta observación con su asesor, Nathaniel Kleitman, quien confirmó su presencia al observar a su hija. A diferencia de James Watson y Francis Crick, que recibieron todo el crédito por descubrir el ADN por encima de lo que había hecho Rosalind Franklin, Kleitman no perjudicó a Aserinsky y le dio al estudiante todo el crédito por haber notado por primera vez los movimientos oculares que caracterizan el sueño REM. Dichos movimientos y la fase del sueño que marcaba rápidamente se denominarían fase de "movimientos oculares rápidos", o sueño REM.[2]

Usando electrodos para medir la actividad cerebral, los movimientos oculares y la actividad muscular, Kleitman y Aserinsky investigaron el sueño REM mediante técnicas que más adelante serían la base de la polisomnografía, estudio moderno del sueño. Mediante esos elementos, los investigadores demostraron que la actividad cerebral durante el sueño REM era similar a la de la vigilia.

Estudios posteriores mostraron que la actividad muscular durante el sueño REM era mínima, lo cual diferenciaba claramente ese estado de la vigilia, cuando la actividad muscular está en su punto máximo.

Los estudios posteriores de Aserinsky y Kleitman incorporaron despertar a los sujetos durante el sueño REM. Aproximadamente, 70 por ciento de los despertados en esta fase reportaron que estaban soñando. Aunque según nuevas teorías es posible soñar durante el sueño profundo, el REM, sin lugar a dudas, es la fase en la que se sueña.

Por lo general los individuos pasan aproximadamente un cuarto de la noche en la fase de sueño REM, la cual se presenta en ciclos de veinte a cuarenta minutos, a menudo unas cuatro a cinco veces por noche. Los ciclos comúnmente tienen una duración mayor a medida que la noche avanza, de modo que los ciclos más largos se presentan durante la segunda mitad de la noche. El ciclo más largo suele terminar más o menos cuando el individuo se despierta en la mañana. Por esta razón soñar es más común cuando te arrastras para salir de la cama; es el momento de tu ciclo de sueño más largo.

Ejercicio de exploración del sueño REM

Si eres una persona que mantiene horarios para dormir más o menos consistentes (es decir, te acuestas más o menos a la misma hora todas las noches y te despiertas más o menos a la misma hora todas las mañanas [incluyendo los fines de semana, idealmente]), este ejercicio es para ti. Si no, disfruta tu horario loco mientras puedas. Faltan unas páginas para el capítulo sobre los horarios del sueño.

Para este ejercicio, necesitarás una hoja de papel y un lápiz. Si eres más tecnológico, abre tu página de Facebook. Tendrás mucho que agregar a tu muro.

1. Pon tu alarma treinta o cuarenta minutos antes de la hora habitual.
2. Duérmete.
3. Cuando sonó la alarma, ¿estabas en mitad de un sueño? Es probable que, si tu sueño sigue una progresión normal, despertarte más temprano quizá interrumpió tu ciclo de sueño REM. Además, cuando los individuos son despertados mientras sueñan, por lo general recuerdan sus sueños. Esto ilustra un punto importante: cuando un individuo dice que no sueña, ocurre una de dos cosas: de verdad no sueña o sueña pero no recuerda lo que soñó.
4. Espero que un día o dos después de este ejercicio, despiertes en mitad de un sueño extraño en que un amigo, en quien no has pensado en años, te ayuda a cambiar una llanta ponchada. Ahí es donde entra tu cuenta de Facebook. Busca a esa persona... mándale un mensaje. Comparte con ella tu sueño extraño y tus fotos de las últimas vacaciones familiares.

Crédito extra: mantén la alarma a esta hora durante algunas semanas. ¿Notas cómo con el tiempo cada vez despiertas menos mientras sueñas? Es tu cerebro que se ajusta a tu jueguito y, para compensarlo, adelanta tus ciclos REM. A tu cerebro no le gusta despertar durante ese sueño, así que toma medidas para prevenirlo. Una vez que esto sucede, puedes darte un 10 por terminar este ejercicio y regresar la alarma a la hora original. Necesitas dormir... ¿y cuántas veces puedes soñar que conoces a Leonardo DiCaprio en la sección de abarrotes del supermercado?

El sueño REM suele comenzar aproximadamente noventa minutos después de que un individuo se queda dormido, por lo general después de pasar un tiempo breve en la fase de sueño ligero y luego de un ciclo de sueño profundo. La hora entre el inicio del sueño y el inicio de la fase REM se denomina latencia REM; medirla durante un estudio del sueño puede resultar útil. Una latencia REM disminuida se puede ver en pacientes privados de sueño, que sufren depresión clínica o narcolepsia, enfermedad poco común que ocasiona somnolencia excesiva durante el día y, en algunas personas, episodios dramáticos de debilidad, denominada cataplexia. Una latencia prolongada a menudo se ve en individuos que consumen alcohol u otros medicamentos supresores de la fase REM.

El propósito del sueño REM aún no se ha comprendido cabalmente. Durante años se ha creído que es esencial para procesar los recuerdos. Esto podría explicar por qué el investigador Andrew Tilley descubrió, en 1978, que los sueños pueden ser difíciles de recordar si no los escribimos. Más adelante, los investigadores demostrarían que la alteración del sueño rem puede llevar a otras dificultades cognitivas más allá de las de memoria, incluyendo problemas de atención, mala concentración y potenciales alteraciones del estado de ánimo. La somnolencia no se asocia típicamente con alteraciones del sueño REM.

Una de las funciones menos habituales del sueño REM podría ser regular la percepción del dolor. En el pasado, la mayoría de las personas asociaban el dolor con haber dormido mal.

Dolor ⟷ Dormir mal

La relación, cuando se plantea en esta dirección, no debería ser muy sorprendente. Cuando uno tiene dolor, no puede dormir bien.[3]

Algunos estudios han examinado la relación inversa en un esfuerzo por ver si dormir mal podría generar dolor.

Dormir mal ⟷ Dolor

En esos estudios, se permitió a los pacientes dormir en una gran variedad de situaciones. En múltiples estudios, se demostró que las enfermedades del sueño involucradas en la privación del sueño REM incrementaban los niveles del dolor que experimentaban los voluntarios, sanos y sin dolor antes de los estudios. Los participantes fueron monitoreados para determinar en qué etapa de sueño se encontraban en un momento determinado de la noche. Cuando entraban en el sueño REM definitivo, los despertaban de repente y les daban una tarea de vigilancia que duraba quince minutos y debían terminar antes de volverse a dormir. Con este protocolo, el sueño REM se vio reducido de manera selectiva y significativa. Después de esas pruebas, se midió su capacidad de tolerar el dolor (el calor de un foco). Los estudios realizados por Timothy Roehrs demostraron que los sujetos privados de sueño REM toleraban menos el dolor. Aún más impresionante fue que esos efectos se podían ver después de un tiempo relativamente corto de privación del sueño REM, tan corto como cuatro horas de privación. Más allá de la contribución de las alteraciones del sueño a la percepción del dolor agudo, los investigadores también relacionan las alteraciones del sueño con el desarrollo de enfermedades de dolor crónico. En un estudio de 2015, las ratas que durmieron poco antes de una herida tuvieron más probabilidades de padecer dolor crónico que las bien descansadas.

Todo tipo de cosas extrañas suceden a las personas cuando entran en el sueño REM, y saberlo puede darte material gracioso para charlar en las fiestas. Por ejemplo, los seres humanos son especies eutérmicas, lo que significa que somos de sangre caliente. Hasta cierto punto, podemos regular nuestra temperatura corporal en distintas condiciones ambientales. Podemos sudar cuando hace calor y temblar cuando hace frío. Algunos animales, como las serpientes, son ectotermos (o poiquilotermos), es decir, tienen sangre fría y dependen de la temperatura ambiental para calentar su cuerpo. Por eso tienen que ponerse encima de rocas calientes bajo el sol para elevar su temperatura corporal. Es interesante que no somos mejores que la serpiente cabeza de cobre cuando soñamos por la noche porque, durante el sueño REM, dejamos de regular nuestra temperatura corporal. Piensa en ello. Mientras sueñas, tu cerebro suspende por completo la función fundamental y complicada de regulación de la temperatura.[4]

EL SUEÑO LIGERO

Toda gran obra necesita cimientos sólidos y, en lo que a nuestro sueño respecta, el ligero proporciona la base para nuestra noche de sueño dinámico. El sueño ligero representa el estado entre estar completamente consciente y en la fase de sueño profundo o soñando. En el sueño ligero, por lo general no estamos conscientes, pero algunas personas pueden mantener una especie de atención en esta fase. Por lo general es fácil despertar de este tipo de sueño y, por ello, es un estado relativamente frágil.

El sueño ligero se puede subdividir en las fases de sueño N1 y N2. Para un adulto, en una noche normal de sueño, sólo 5 por ciento de la noche transcurre en esta fase. Durante el N1, las ondas cerebrales disminuyen y los movimientos oculares que caracterizan la vigilia se hacen lentos y van de un lado a otro. La actividad muscular comienza a disminuir.

Estos cambios continúan en el N2, que representa una fase de sueño ligero más profunda.[5] Patrones únicos de ondas cerebrales llamados husos del sueño y complejos K se presentan en el N2, que ayudan a diferenciarlo del N1 durante un estudio del sueño.

Casi la mitad de la noche de un individuo transcurre en el N2. A lo largo de éste, todas las demás fases fluyen (ver figura 4.6.). Esto es importante en términos de diagnóstico. Si se alteran las transiciones a los sueños profundo y REM, el individuo pasará más tiempo de lo normal en la etapa N2. Como el sueño ligero no es tan reparador, esas personas sentirán que su sueño es de mala calidad y que no las deja descansadas y, en algunos casos, pueden sentirse como si no hubieran dormido. ¡Ahora sabes por qué! Esto es crucial para quienes creen que nunca duermen: sí lo hacen, pero quizá pasen demasiado tiempo en la fase de sueño ligero.

EL SUEÑO PROFUNDO

Parece la etapa menos comprendida por los pacientes. Aparentemente, allá afuera hay un grupo de abuelos que les dicen a sus nietos las siguientes joyas:

"Dormir después de la media noche no beneficia tu cuerpo."

"Una hora de sueño antes de la media noche vale lo que dos después."

Aunque ese consejo es falso a todas luces, los orígenes de esas perlas de sabiduría probablemente tienen mucho que ver con la función y el momento en que ocurre el sueño profundo, al cual los especialistas han denominado N3.

Esta fase constituye el sueño profundo, en ocasiones denominado "sueño de ondas lentas" o "sueño delta", debido a las ondas cerebrales que se ven durante esta etapa del sueño (las ondas delta son las más lentas del encefalograma). Textos más antiguos todavía subdividían el sueño profundo en dos fases más: las 3 y 4. Esta división se basaba en la cantidad de ondas lentas que se ven durante una porción de treinta segundos de sueño (denominada era), donde la fase 4 tiene más actividad de ondas lentas que la 3. Actualmente ya no subdividimos el sueño profundo. Todo se considera N3.

Por lo general, los adultos pasan aproximadamente 25 por ciento de la noche en la fase de sueño profundo y su mayor parte de actividad sucede durante la primera mitad de la noche. Este sueño es reparador y hace que nos sintamos descansados (no somnolientos) al día siguiente. Es probable que la abuela haya sacado de ahí su consejo.

¿Por qué el sueño profundo es reparador? Principalmente porque el tiempo que pasas en este sueño también es el de mayor producción de la hormona del crecimiento (GH). Ya sé, ya sé... Ya no creces, así que te preguntarás por qué es importante esta hormona. Básicamente hace muchas cosas para ayudar a tu cuerpo a mantenerse joven y sano y también para tener un mejor desempeño. Me pregunto por qué las personas no tratan de adquirirla ilegalmente para inyectársela en las pompas, en lugares extraños como los vestidores de los equipos deportivos profesionales.[6]

¡Olvídate de las jeringas! No las necesitas. Simplemente asegúrate de que valoras y proteges tu sueño profundo por las noches y tu brillante cerebro hará todo tipo de GH por la noche mientras duermes, lo cual hará que te sientas fresco al día siguiente. Además, la GH te ayudará a fortalecer músculos y huesos, a recuperarte de heridas y a mejorar el funcionamiento de tu sistema inmunológico.[7]

Con toda esta hormona del crecimiento flotando por ahí, podríamos ser jóvenes y bellos por siempre, ¿cierto? Por desgracia, no. La cantidad de sueño profundo disminuye a medida que envejecemos y, con ello, también la secreción de GH. Los niños por lo general tienen toneladas de sueño profundo. ¿Nunca has viajado con niños en el coche de regreso de casa de sus abuelos? Tú también te desvelaste porque no los ves tan a menudo y te sentías culpable de llegar apenas el día anterior, así que tomas carretera a las once de la noche. Los niños están en sus sillas para coche, con la cabeza recargada en la ventana en una posición tierna pero incómoda, profundamente dormidos. Tan dormidos, de hecho, que los puedes levantar de sus sillas, llevarlos a su cuarto, ponerles la pijama, lavarles los dientes sin que despierten. Ése es un sueño profundo de calidad.

A medida que envejecemos, la GH baja y el sueño profundo disminuye. Esta falta de sueño con frecuencia hace que las personas se sientan un poco más somnolientas y tengan más dificultades para dormir.

¿De qué manera saber esto cambia lo que piensas de ti mismo cuando te quedas dormido durante tu llamada de ventas trimestral? Debería ser una señal fuerte y clara de que no tienes tu ración diaria de sueño profundo... ¡y pagas un alto precio!

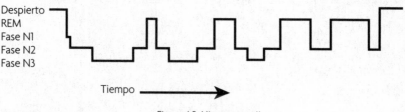

Figura 4.5. Hipnograma II.

LOS CICLOS DEL SUEÑO

Las fases del sueño fluctúan en un patrón predecible durante el sueño saludable. Complicadas reacciones químicas en el cerebro inician las transiciones de una fase a otra. Al rastrear la presencia de dichas fases durante un estudio, se puede realizar una representación visual de sus fases a medida que avanzan. Esto se llama hipnograma (figura 4.5).

¿La gráfica te resulta familiar? Así debería ser porque es la segunda vez que aparece en este capítulo. En esta versión, he cambiado los nombres de los ciclos del sueño por sus nombres científicos correctos, pero, por lo demás, es lo mismo. ¿Por qué ponerla dos veces en el libro? Es esencial para que veas lo que tu sueño hace o debiera hacer en la noche. Esta gráfica refuerza los conceptos de que los ciclos REM cada vez son más largos a medida que avanza la noche, y que la mayor parte del sueño profundo ocurre durante la primera mitad de la noche. Dichos conceptos te ayudarán a entender por qué los pacientes muestran comportamientos de sueño poco comunes cuando padecen apnea del sueño o por qué hay pacientes con insomnio que, a menudo, "despiertan cada noche a la misma hora". A lo largo de este libro haremos referencia a estos hipnogramas para ayudarte a entender los patrones de sueño detrás de sus diversos trastornos.

Mira el diagrama 4.6. A diferencia de los ejemplos de hipnogramas que muestran el momento específico de los cambios de ciclo del sueño por los que se pasa durante una noche de sueño normal, este diagrama es distinto.

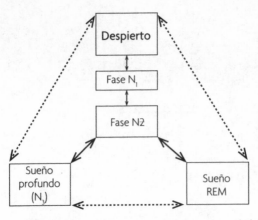

Figura 4.6. Las transiciones de las fases del sueño normalmente ocurren a lo largo de la fase N2. ¡Las transiciones que evitan el sueño N2 (líneas punteadas) son malas noticias!

El diagrama ilustra los caminos normales y anormales en la transición de una fase a otra del sueño. Pasar por las líneas completas representa una noche de sueño normal. Nota cómo no es un camino directo de estar despierto al sueño ligero y luego al sueño profundo y al sueño REM. Este diagrama realmente demuestra el papel central que el N2 desempeña en el flujo de un sueño normal. Pon el dedo sobre el recuadro que dice "Despierto". Ahora muévelo al sueño de la fase 2 (por lo general a través de la fase N1). De ahí, uno podría entrar en el sueño profundo por un rato, regresar al sueño ligero, soñar un poco, luego volver a la fase de sueño ligero y después despertar sin completar nunca las líneas. A medida que tu dedo se mueve por las líneas completas, en realidad estás creando un hipnograma, exactamente como en los ejemplos que vimos antes.

Ahora observa los caminos anormales de las líneas punteadas. El movimiento por esas líneas se considera anormal. Imagina que alguien está despierto y de repente empieza a soñar (sueño REM). Es un fenómeno denominado cataplexia y es anormal. A continuación puedes ver cómo se vería eso en un hipnograma (figura 4.7). ¿Ves cómo al inicio se pasa de estar despierto al sueño REM?

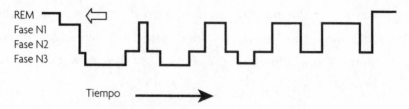

Figura 4.7. Un paciente que pasa directamente al sueño REM... ¡lo cual no está nada bien!

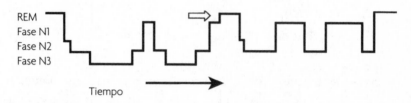

Figura 4.8. Un paciente que pasa directamente del sueño REM a estar despierto...
¡lo cual tampoco está nada bien!

Considera lo contrario: un paciente que se despierta y sale directamente del sueño REM como se ve en la figura 4.8. A menudo es el patrón que se ve en las pesadillas o en la parálisis del sueño y también es anormal.

Al seguir las desviaciones de las líneas punteadas, podemos crear muchas transiciones inusuales o anormales en las fases del sueño. Nota cómo pasar directamente del sueño profundo al REM (y viceversa) no es normal. Discutiremos este problema con mayor profundidad más adelante. Sólo quiero que tengas una idea de cómo se supone que deberían funcionar las cosas.

Un consejo más que tal vez tiene que ver con los ciclos del sueño, los hipnogramas y cómo planear tu sueño para que sea mejor, más saludable y exitoso. El consejo se basa en que tendemos a dormir en ciclos que duran en promedio noventa minutos. Los reporteros improvisados han tomado esta información, consultado a nuestros abuelos y elaborado el consejo de que debemos dormir en ciclos de noventa minutos para tener una salud óptima. Algunos artículos incluso sugieren que la cantidad de sueño es irrelevante y lo único que importa es asegurarse de programar nuestro sueño para terminar justo al cabo de un intervalo de noventa minutos. Por esta razón los científicos de verdad se refieren a esto como "puras tonterías" (PT). Las PT por lo general tienen tres componentes:

1. Algo de fundamento en la ciencia: ✓
2. Algunos artículos en blogs que reportan asombrosos beneficios de aplicar PT: ✓
3. Cero estudios científicos que apoyan esa afirmación: doble ✓✓

Mantén en mente que el ciclo de noventa minutos es un promedio. Tal vez yo tenga ciclos de ochenta minutos. Tal vez tú los tengas de cien minutos. Es una gran diferencia. Además, por lo general, tenemos de cuatro a seis ciclos a lo largo de la noche, lo que significa que el momento en que termina mi tercer ciclo podría estar a una hora de distancia del fin de tu tercer ciclo. Tratar de programar estas cosas a la perfección es un poco absurdo. Dado que soy una persona que se la pasa todo el día viendo estudios sobre el sueño, puedo decirte que los hipnogramas siguen un patrón general, pero no son precisos. Además, ¿de verdad te parece que tiene sentido, después de leer aunque sea los primeros capítulos del libro, que la cantidad de sueño que necesitamos no importa? Es como decir que la cantidad de comida que comemos no importa; que lo único importante es terminar la comida con un postre a base de crema. La gente que sigue este método para despertarse sólo en periodos de noventa minutos a menudo puede perder mucho tiempo de sueño. Mira este ejemplo:

Juan se acuesta todas las noches a las once. En un artículo de Internet leyó que dormir ciclos de noventa minutos podía ayudarle a ser prácticamente como Bradley Cooper en *Sin límites*, así que, por supuesto, Juan quiere ponerlo en práctica. Necesita despertarse entre las 7:30 y las 7:45 para llegar al trabajo. Por desgracia, ninguna de esas horas cae en un periodo de noventa minutos, contando desde las once, así que pone su alarma a las 6:30, con lo cual se roba por lo menos una hora de sueño todas las noches. De modo que, en vez de dormir de ocho a ocho y media horas, se limita a siete horas y media.

Para dejar esto bien claro, no tengo ningún problema con que Juan duerma siete horas y media si es lo que necesita. El problema surge con que duerma menos para despertarse a las 6:30 a.m. ¿Qué pasaría si tiene una junta temprano y debe llegar antes al trabajo? ¿Ahora deberá despertarse a las 5? Es ridículo. Así que, si alguno de ustedes sigue este método con gran éxito, bien por ustedes, pero por favor, no me manden un correo electrónico para decírmelo. Francamente tu historia me interesa tanto como si tuvieras una gran revelación con una psíquica.

Algunos monitores personales del sueño tienen la capacidad de despertarte cuando estás en fases del sueño "más ligeras", por lo general cuando el aparato detecta que te mueves un poco. Aunque no hay estudios claros que apoyen esta práctica como algo que mejore el desempeño de un individuo, probablemente tiene sentido, pues despertar del sueño REM (cuando el aparato detecta que no te mueves, recuerda, estás paralizado) puede ser terrible. Probablemente la mejor forma de evitar la necesidad de una alarma de este tipo es tratar de que tu tiempo de vigilia sea lo más consistente posible. Para lectores que no puedan llevarlo a cabo (por ejemplo alguien que cambia de turno por horarios rotativos), este tipo de alarmas podrían resultar útiles.

- - - - - - - - - - - - - - - - - -

REPASO DEL CAPÍTULO 4

1. Tu sueño está dividido en tres fases distintas: ligero, profundo y REM.

2. El REM es importante para regular la memoria y los cambios de estado de ánimo.

3. Una falta de sueño profundo puede causar somnolencia porque es la fase más reparadora
4. Estas tres fases en una persona saludable deberían seguir un patrón predecible.
5. Duerme todo lo que necesites y busca que tus horarios sean consistentes. La consistencia no significa que debas despertarte en intervalos de noventa minutos.
6. Busca la verdad y evita las PT.

¡Mírate ahora! En sólo cuatro capítulos has avanzado mucho. Ahora entiendes que, aunque en estos días no sientas que tu sueño funciona, sí duermes. También has evaluado tu nivel de somnolencia y cuánto y qué tan bien o mal duermes. Por último, ahora entiendes cómo se estructura tu sueño y cómo debería funcionar idealmente (en otras palabras, tu meta de sueño).

¿Puedes lograr esa meta? Francamente no lo sé. Tu sueño está peor de lo que pensé cuando empezaste a leer este libro. ¡Es broma! ¡Claro que puedes! Ánimo. Sigue leyendo.

5

Vigilancia y excitación

(LO SIENTO, NO ME REFIERO A ESE TIPO DE EXCITACIÓN)

Con toda esta charla sobre el sueño y su funcionamiento es un milagro que te mantengas despierto y leas este libro. ¿Qué tipo de magia negra te permite luchar contra las fuerzas del sueño que están a una cascada química de distancia de hacer erupción en tu cerebro?[1]

Vigilancia. *Vigilancia*, que en ocasiones se denomina "estado de excitación", es el término médico que los doctores del sueño usamos para describir los sistemas que fomentan el estado de vigilia en tu cerebro y que, en la mayoría de los casos, te permiten decidir cuándo vas a despertar. Para algunos, no funcionan muy bien que digamos. "Oficial, ¿podría poner en el informe del accidente que el coche de mi paciente se estrelló en el poste del teléfono a causa de una vigilancia inadecuada?" Para otros funciona demasiado bien. "Sí, Chuck Norris, por favor cuéntame más sobre el gimnasio. No me importa si son las tres de la mañana y tengo que levantarme a las seis para ir a trabajar." La vigilancia puede ser tu mejor amiga cuando tu sueño funciona y la peor enemiga cuando no.

La vigilancia es una entidad que cambia rápidamente. Imagina que estás sentado en una reunión que ha durado cuarenta y cinco minutos más de lo previsto. Ves cómo se mueven los labios de la persona que habla, pero piensas en el fin de semana o en las cosas que debes comprar en la tienda camino a casa. Tal vez incluso luchas contra el impulso de cerrar los ojos si te encuentras lo suficientemente cómodo. De pronto, sales de tu adormilamiento y regresas a la realidad cuando tu jefe detiene su presentación para preguntarte sarcásticamente si necesitas una almohada o cobija. La habitación está en silencio y todas las miradas sobre ti. Aterrado, te preguntas si te quedaste dormido mientras te limpias un poco de baba del labio. *¡Presto!* Ahora estás vigilante, completamente despierto, respirando a toda prisa y puedes notar a la perfección cómo tu pulso late en tu oído. Sientes muchas cosas en este momento, pero somnolencia no. ¿Cómo es posible que hace un segundo te quedaste dormido frente a tus compañeros de trabajo pero ahora no sientes ni un ápice de sueño en tu cuerpo? Vigilancia.

La vigilancia no sólo tiene lugar cuando tu cuerpo te cacha durmiendo en una junta. Puede suceder en cualquier lugar. Abres una alacena y ves un ratón. Es el final de una película de suspenso. Ir de compras, comer, escuchar una alarma de incendio, ver un juego de basquetbol muy reñido… en todo tipo de lugares. Cualquier suceso o actividad incrementará tu nivel de vigilancia si capta tu atención.

Todo yin tiene su yang, y en el mundo del sueño, el otro lado de la moneda de la vigilancia o excitación es la somnolencia, o qué tan probable es que te quedes dormido. Por fortuna, después de leer el capítulo 3, ahora eres un experto en la somnolencia.

A medida que la vigilancia se reduce, las probabilidades de dormir aumentan. En cambio, a medida que se reduce el impulso de dormir (somnolencia), aumenta la probabilidad de estar vigilante. La presencia o ausencia de vigilancia determinará si estar despierto se mantiene o no. Eso no debería sorprenderte. Despierta en la noche en una casa silenciosa y oscura con tu pareja dormida a un lado y, al darte vuelta, la vigilancia será baja y te volverás a dormir, a veces ni siquiera recordarás que te despertaste. En cambio, despierta en la noche y mira cómo te sonríe un payaso de peluca roja y enormes zapatos y el sueño no aparecerá por ningún lado en tu futuro inmediato.

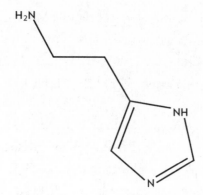

Figura 5.1. ¿Soy el único que cree que la histamina se ve como un espermatozoide?

El proceso de nuestro cerebro que controla la somnolencia es distinto del que controla estar despierto. Éste es un concepto importante. Por siglos, el sueño se consideró sólo como lo opuesto a la vigilia. En otras palabras, la teoría era que había un proceso, una sola variable… un pequeño interruptor, por decirlo así. Se creía que al estar despierto (interruptor encendido), el estado de vigilia del cerebro era alto. El sueño se presentaba cuando el interruptor se apagaba, como si el cerebro fuera un foco. Cuando el individuo dormía, el cerebro se apagaba. Una sola variable: encendido o apagado.

Así que ahora entendemos que hay apoyos químicos para dormir (como la adenosina y la melatonina): ¿cuáles son algunos químicos responsables del estado de vigilia? Apuesto a que ya los conoces, sólo que no lo sabes.

El primer químico es la histamina, que produce el estado de vigilia en nuestro cerebro. Sabiendo esto, puedes imaginar el efecto de un medicamento que lo bloquea. Esos medicamentos "anti" histamínicos nos harían sentir somnolientos, lo cual es exactamente lo que hacen esos medicamentos, además de ayudarnos con nuestras alergias y el mareo por ir en movimiento.

El mensaje que debemos conservar es el siguiente: ¿A veces te da catarro luego de podar el pasto? No hay problema. ¿Todas las noches tomas un antihistamínico para ayudarte a dormir? Deja de hacerlo. El medicamento es innecesario y podría ocasionarte problemas a largo plazo con tu memoria y cognición.

....

AVANCES EN LA CIENCIA

....

Un estudio de 2015, publicado en el *Journal of the American Medical Association* [Diario de la Asociación Médica Norteamericana] (JAMA), analizó los medicamentos que bloquean un químico llamado acetilcolina. Los anticolinérgicos se han vinculado con el desarrollo de Alzheimer, enfermedad centrada en la falta de acetilcolina. Como muchos antihistamínicos también son anticolinérgicos, esos medicamentos (como el Benadryl) se incluyeron en el estudio, el cual concluyó que el uso acumulativo a largo plazo de dichos medicamentos se asociaba con un aumento en el riesgo de desarrollar demencia.

....

De manera incidental, junto con los antihistamínicos de primera generación, los medicamentos antimuscarínicos, como la oxibutinina empleada para la vejiga hiperactiva, y los antidepresivos tricíclicos, como el Elavil (amitriptilina) se incluyeron en el estudio y también se vincularon con el desarrollo de demencia. He visto muchos pacientes que toman oxibutinina para la vejiga hiperactiva por la noche con el fin de dormir (a menudo equivocadamente, ya que en realidad el problema es la apnea del sueño y no la vejiga), así como amitriptilina para dormirse más fácilmente. En otras palabras, no es descabellado afirmar que muchas personas toman medicamentos anticolinérgicos todas las noches para dormir mejor. Si estoy describiendo el contenido básico de tu botiquín, llama a tu médico.

Otro químico importante para la vigilia es la dopamina, que hace todo tipo de cosas en nuestro cuerpo. Como la dopamina está ausente cuando se padece Parkinson, es fácil ver lo importante que es para tener movimientos suaves y coordinados. También es el neurotransmisor del placer, así que, cuando hacemos algo por diversión, nuestro cerebro recibe un bombeo de dopamina. Está bien cuando tiene que ver con el sexo y los chocolates, pero puede no ser tan bueno cuando se trata de comportamientos adictivos o destructivos.[2]

Además de ayudar a la motivación, el movimiento y la sensación de recompensa, la dopamina desempeña un papel medular en la vigilia. Por esta razón el abuelo, que tiene inicios de Parkinson, siempre se queda dormido. Le falta un químico clave para mantenerse despierto. Sobra decir que recibo a muchos pacientes con Parkinson porque su falta de dopamina realmente afecta su sueño de modo muy negativo. Esos individuos son propensos a desarrollar trastorno de comportamiento REM, enfermedad que afecta la parálisis normal del sueño REM, y hace que el individuo actúe sus sueños. Los pacientes con Parkinson a menudo padecen piernas inquietas y movimientos frecuentes de los miembros durante la noche, al tiempo que luchan con una somnolencia extrema durante el día. Ésta y el sueño resultante con frecuencia crean horarios de sueño trágicamente impredecibles.

Otro químico de la vigilia que mencionaré es un descubrimiento relativamente nuevo. La orexina (o hipocretina[3]), químico medular para la vigilia. Una historia graciosa: Fue descubierta y recibió su nombre gracias a dos laboratorios, así que ahora este químico tiene dos

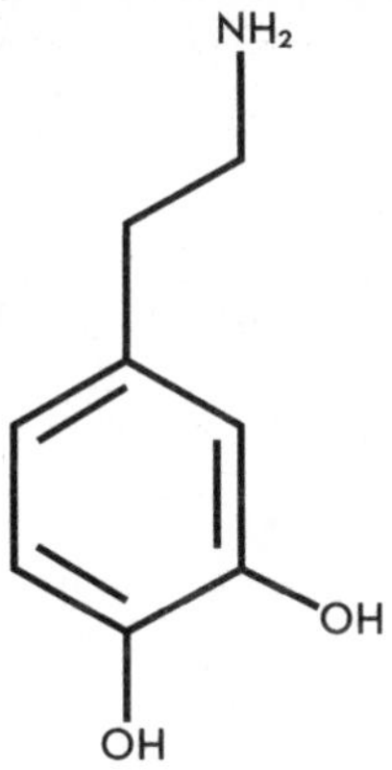

Figura 5.2. Ésta es la razón por la que no puedes comer sólo una papa frita.

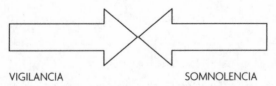

Figura 5.3. Relájate. No te pediré que dibujes la estructura química
de la orexina en el cuestionario.

nombres. Como dicen en *Iron Chef*: "Que empiece la batalla". Y ha comenzado, ya que científicos y académicos discuten una y otra vez cuál término emplear. Yo acudí a la fuente más importante, Wikipedia, y uso "orexina" porque "hipocretina" tiene un estatus secundario.

La ausencia de orexina causa una enfermedad llamada narcolepsia, la cual lleva a una somnolencia extrema. Hablaremos más sobre narcolepsia y orexina (así como dopamina) en el capítulo 15. Sólo quería que pusieras estos químicos en el contexto adecuado de los que fomentan estado de vigilia.

Entonces, en el "equipo de la somnolencia" tenemos adenosina y melatonina. En el "equipo de la vigilia" (o vigilancia o excitación), piensa en histamina, dopamina y orexina. Piensa en estos equipos como dos sistemas distintos que compensan dos fuerzas opuestas, como se ve a continuación.

VIGILANCIA   SOMNOLENCIA

Este modelo describe los estados de vigilancia o somnolencia de los seres humanos.

Un individuo normal despierta en la mañana con una cantidad estándar de vigilancia y un nivel bajo de somnolencia porque la noche anterior de sueño redujo los niveles de adenosina del cerebro.

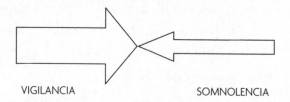

VIGILANCIA   SOMNOLENCIA

Conforme avanza el día y ese individuo trabaja mucho, va al gimnasio a la hora de la comida y regresa a la oficina por la tarde, la somnolencia comienza a aumentar.

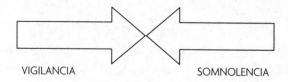

VIGILANCIA   SOMNOLENCIA

Dependiendo de las circunstancias del día, la vigilancia se puede disminuir (al estar en una junta larga, al ir manejando en un tramo aburrido de carretera, entre otros ejemplos). Cuando la somnolencia rebasa por mucho a la vigilancia, el sueño se presenta.

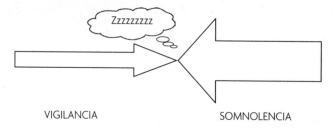

VIGILANCIA   SOMNOLENCIA

Éste es un ejemplo de somnolencia diurna excesiva (SDE); mira a tu alrededor. Está por todos lados. En cualquier momento en que hay somnolencia durante el día, está presente la SDE. Con más vigilancia, la mayoría de las personas pueden arreglárselas durante el día sin quedarse dormidas al volante. A veces significa manejar a 40 °C con los cristales de las ventanas abajo y el aire acondicionado encendido, cantando con el radio y comiendo Fritos con refresco.

Al final, hasta los rituales más extraños no pueden superar el asombroso poder de la somnolencia. Como puedes ver en el modelo anterior, en cualquier momento, cuando la somnolencia supera a la vigilancia, el sueño se presenta. Esto es bueno en las noches, así que, aunque duermas bien, el sueño puede apoderarse de tu cerebro al final del día. Después de una noche en la que dormiste menos de lo adecuado, este modelo ilustra cómo el sueño se apodera de nosotros durante el día mucho antes.

Para algunas personas, el problema es exactamente el contrario. Su día de trabajo ha producido exactamente la misma cantidad de somnolencia, tal vez más. Trabajan más durante el día, hacen más ejercicio en el gimnasio y llegan a casa más cansados por la tarde. Lamentablemente, cuando se acuestan, "no pueden calmar su cerebro y dormir". Es una pena... toda esa adenosina acumulada se desperdicia.

¿Cómo es posible? Sería poco habitual que un individuo muerto de hambre en una isla desierta rechazara la primera comida que le ofreciera el equipo de rescate. Aunque la que le dieran no fuera su favorita, es muy probable que la devore. Entonces, ¿qué fuerza podría impedir a esta persona tan trabajadora dormir por la noche?

Todo el mundo duerme. Lo sabes. Cuanto más tiempo pasa despierta una persona, más grande se vuelve la flecha. A menos que ese individuo duerma, la flecha seguirá haciéndose más grande.

Despierto

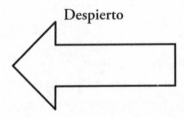

Después de dos horas de trabajo

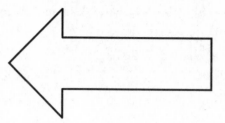

Después de la hora de la comida (factores circadianos a menudo contribuyen también a esto).

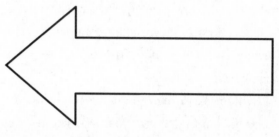

A la hora de salir del trabajo (hay una pequeña reducción en el nivel de somnolencia a medida que factores circadianos nos ayudan para llegar a la hora de acostarnos).

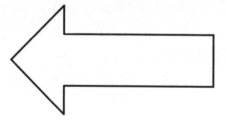

Ver programas de televisión sobre decoración y otras tonterías comienza a aburrirnos.

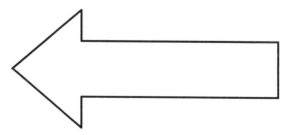

Nos quedamos despiertos tan tarde que la programación se ha detenido y los infomerciales comenzaron.

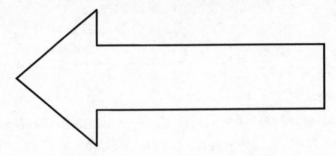

Mira la flecha. No hace otra cosa que crecer. La somnolencia no va y viene durante el día. Avanza incansablemente para volverse más fuerte. *Cuanto más tiempo te mantengas despierto, más adenosina acumulas y más impulso de dormir tendrá tu cuerpo.*

Muchos individuos describen que no pueden dormir si rebasan su hora fija de dormir. "Por lo general me puedo dormir a las 10 u 11. Si se me pasa esa hora, olvídalo. Ya no logro apagar mi cerebro."

Detente un momento y piensa en esta afirmación. Ahora piensa en cómo la flecha de la somnolencia se hace más grande. Conforme avanza el día, nunca se hace más pequeña, de modo que, cuando llegan las 10 de la noche, tal vez estés listo para ir a dormir. Si es así, buenas noches. Si no, inténtalo de nuevo dentro de una hora. A medida que pasa el tiempo, ¡te sentirás cada vez más somnoliento!

¿Por qué una persona puede sentir, a pesar de su ajetreado día, que no puede dormir una vez que se acuesta? A menudo escucho a pacientes que luchan por mantenerse despiertos mientras ven las noticias de la noche, pero, en cuanto se ponen de pie y caminan hacia su cuarto para irse a dormir, se sienten totalmente despiertos. ¿Qué sucede?

Es la vigilancia. Por lo general es temporal, pero suele durar lo suficiente para causar un poco de frustración. "¡Qué barbaridad! Tenía tanto sueño cuando estaba viendo la tele… ¿a dónde se fue? ¿Por qué no puedo dormir?" Ese sueño no se fue a ningún lado. La vigilancia aumentó de repente, como si una alarma de incendios se hubiera disparado.

De este estado de excitación por lo general se genera frustración, enojo y resentimiento, lo cual alimenta la vigilancia y disminuye nuestras probabilidades de quedarnos dormidos. De repente te estresas al pensar que no podrás dormir y comienzas a decir cosas como: "¿Y si tomo un poco de Benadryl?[4] Tal vez debería tomar una de las pastillas de mi esposa. Quizá, si no me he dormido en una hora, me levanto y tomaré media pastilla de Xanax o de Klonopin. Voy a poner el cronómetro para tomar el tiempo. Tal vez debería prender la televisión para ver qué hay. Me pregunto si me quedan días de vacaciones para reportarme enfermo mañana. ¿Los astronautas tendrán problemas para dormir? Ay, Dios mío, nunca me voy a quedar dormido… ¿Qué me pasa? ¿Por qué siento este frío en mi interior? Mi mamá nunca me quiso…"

A todas luces, este paciente *no* dormirá muy pronto que digamos. Además, cada noche adicional que pasa esto, el individuo desarrolla un mayor miedo a irse a la cama. Cosas buenas que hay en la habitación a menudo detonan estos sentimientos: "Aquí está mi cama. En la pared hay fotos de mi viaje a Cancún. Sí, ésta es la habitación donde nunca duermo". No es casual que muchas personas que padecen insomnio duerman *mejor* en hoteles o cuando visitan la casa de otra persona. Las cosas que te recuerdan que duermes fatal no están presentes. De hecho, a menudo tengo pacientes que afirman que duermen mejor en el cuarto de visitas que en el suyo.

Esto genera presión, la presión de irte a dormir. Esa presión, a su vez, genera vigilancia e incapacidad de iniciar el sueño. Es como un programa de entrenamiento para el insomnio en el que se inscribe una persona. Llegar a casa, hacer la cena, comer, ver televisión, comenzar a temer no conciliar el sueño, a preocuparte por cuántas pastillas para dormir te quedan, a sentir celos de tu pareja, familia y amigos que duermen bien y a incrementar tu nivel de ansiedad por no dormir. Así que, a medida que crece la flecha de la somnolencia, su crecimiento se ve opacado por el de la flecha de la vigilancia, que aumenta de tamaño en un momento del día en que debería disminuir.

Ejercicio de vigilancia

Piensa en tus amigos. Ahora en esa amiga que siempre te dice lo bien que duerme, la mujer que no parece entender por qué tienes tantos problemas para dormir cuando ella empieza a roncar en cuanto pone la cabeza en la almohada. La conoces bien: es sana, feliz y productiva. Trabaja mucho durante el día, duerme bien durante la noche. Tiene un abdomen envidiable, nada de celulitis y unos senos de colegiala (¡jamás adivinarías que tiene dos hijos de siete y cuatro años!). La odias.

Ahora que elegiste a esa persona, que sabes que siempre duerme bien, estás listo para el Ejercicio de vigilancia.

Para este ejercicio necesitarás una impresora. (Recortar letras de revistas podría funcionar, pero es muy laborioso.) Ahora, haz una carta para tu amigo o amiga siguiendo el modelo que aparece a continuación. ¡No la firmes! ¡Arruinaría la divertida sorpresa!

HeMos secuestr4do a tu gaTo. No llames a la pOlicía. En este pReciso momento, estaMos obserVando todos tus moviMientos. NueStras exigencias son simples. Cuando te vayas A acostar hoy, si no te duermes en las siguientes 4 horas, jamÁs volverás a ver a Apolo.

Escóndete en los arbustos que están afuera de la casa de tu amiga. Observa y registra lo que le pasa a su sueño.

Este ejercicio es una sugerencia absurda, pero piénsalo por un momento. Esta mujer no se quedará dormida en las siguientes cuatro horas. Tiene sueño y ha dormido bien por años, pero la ansiedad que sentirá al leer la nota no la dejará dormir. ¿Qué ha cambiado? Esa persona ahora está *trabajando* en quedarse dormida en lugar de permitir que el sueño llegue solo. Es como el típico niño en Nochebuena que sabe que Santa Claus llenará su sala con regalos que abrirá en la mañana. Sólo necesita dormirse primero... pero no puede.

Este fenómeno se ve en otros contextos además del sueño. Steve Blass fue pitcher de los piratas de Pittsburgh a finales de los sesenta y comienzos de los setenta. Aunque era un jugador excelente, siempre será recordado por perder el control de la pelota repentinamente. Esto sucede de manera periódica durante las temporadas de la liga de beisbol profesional. Recuerdo que Steve Sax, de los Dodgers de Los Ángeles, jugador de segunda base, de pronto perdió su capacidad de arrojar la pelota con precisión a primera. A pesar de años de hacer este lanzamiento una y otra vez, sucede de repente. Lo que es peor, cuanto más enfocado y estresado está uno por la enfermedad repentina, más empeora.

El entrenador de Blass era famoso por pedirle a Steve que "se relajara" en lugar de "intentarlo con más fuerza", mantra que todos escuchamos de nuestros entrenadores. Pensar en exceso, sentir estrés y ansiedad arruinan actividades que consideramos automáticas. Blass no tenía dificultad para hacer strikes durante los entrenamientos pero, a la hora del juego, no daba una. La mayoría de las personas con insomnio ocasionado por un aumento en la vigilancia duermen de la misma manera. Cuando se acuestan a las once de la noche, no duermen por nada. Sin embargo, si están viendo las noticias en el sillón al regresar del trabajo, a menudo se duermen de inmediato. ¿Cuál es la diferencia entre sillón y cama? La misma que hay entre el calentamiento del pitcher en el entrenamiento y su actuación en el centro de un estadio lleno de espectadores.

La vigilancia y la ansiedad son reacciones importantes. Sin ellas, no podríamos despertar al oler el humo en la noche y reaccionar para salvarnos a nosotros mismos y a nuestra familia. Simplemente, estaríamos demasiado somnolientos. La ansiedad hace que el mundo siga. Quiero que mi presidente se preocupe por ciertas cosas, que mi contador sea alguien ansioso. No quiero que mi cirujano sea una persona despreocupada sino un manojo de nervios.

Entonces, hay fuerzas que nos hacen somnolientos y otras que nos despiertan. Los desequilibrios generan problemas. En esos casos, es esencial enfocarnos en reducir la ansiedad que rodea el acto de dormir. En parte, este libro nació del deseo de ayudar a mis pacientes a reducir la ansiedad que a menudo rodea el hecho de dormir, proporcionándoles conocimientos sobre el tema.

Entonces, ¿exactamente cuál es tu problema para dormir? ¿Demasiada somnolencia? ¿Demasiado estado de vigilia? ¿Lo sabías siquiera?

Es difícil entender qué sucede con tu sueño por la noche porque de hecho duermes. ¿Cuántas horas? Antes de responder esa pregunta, sigue leyendo. Tu capacidad de responder podría verse muy influida por el tema del siguiente capítulo.

REPASO DEL CAPÍTULO 5

1. La vigilancia o excitación contrarresta la somnolencia y nos mantiene despiertos.
2. Esto puede ser positivo o, si la vigilancia es demasiada, ser un verdadero problema.
3. A lo largo del día, el equilibrio entre somnolencia y vigilancia cambia. Es lo que nos despierta en la mañana y nos hace dormir por la noche.
4. Steve Blass ganó cien juegos con los Piratas y fue un estupendo jugador en la Serie Mundial de 1971, donde sólo permitió siete hits y dos carreras en las dieciocho entradas que jugó. Fue subcampeón del excelente Roberto Clemente en la Serie Mundial de ese año. Sus problemas de lanzamiento no lo definieron.

Tus problemas de sueño tampoco te definen. Sigue leyendo y aprenderás por qué algunas de las cosas que crees que suceden con tu sueño quizá simplemente no sean ciertas.

6

Percepción errónea del sueño

¿CÓMO LLEGÓ ESTA BABA A MI CAMISA?

Una de las primeras pacientes que evalué en mi consultorio privado llegó con la queja urgente de que no había dormido en los últimos seis meses. Cuando esta mujer lo dijo muy ansiosa, no quería significar que en realidad no había dormido mucho, sino que no había dormido nada y estaba terriblemente seria.

Tú ahora sabes que eso es imposible, pero ella no lo sabía. Para empezar a trabajar en el problema para dormir de un paciente, el paciente y yo necesitamos llegar al común acuerdo de que todo mundo duerme algo. Claro, los seres humanos tienen la capacidad de pasar toda la noche en vela de vez en cuando y algunas personas muy motivadas han logrado forzar los límites de la autoprivación del sueño en circunstancias artificiales. Pero, fuera de eso, todos dormimos. Yo duermo. Y esta mujer problemática que está sentada en mi consultorio esperándome para que le dé unas pastillas mágicas, también duerme.

—Bueno, si según usted yo duermo, entonces, ¿cómo veo cambiar el reloj durante toda la noche? Veo televisión toda la noche o a veces me levanto a planchar.

—Bueno —contesté—. Probablemente se levanta, mira el reloj y ve la televisión, pero esas actividades también incluyen algo de sueño ligero.

—¿Y usted cómo sabe lo que estoy haciendo? Usted no duerme conmigo.

Por supuesto que no. Las cosas se estaban yendo por mal camino. Confrontar a la gente con respecto a su sueño cuando creen que no duermen a veces puede ser desagradable.

Una anécdota rápida: Una vez, mi esposa Ames y yo fuimos a ver *Los sospechosos de siempre*. El cine de Atlanta estaba prácticamente vacío cuando nos sentamos. La película empezó con una escena oscura de personajes confusos que corrían de un lado a otro disparándose entre sí en un barco anclado en la bahía. Antes de terminar la escena, Ames estaba dormidísima (por un buen motivo: en aquella época era maestra de escuela… el trabajo más difícil del mundo). Como una hora después, la despertó un ruido muy fuerte: diré que fueron más balazos. De inmediato, dijo: "Esta película es demasiado oscura y lenta". En su mente, había cerrado los ojos por un segundo, casi como si hubiera viajado en el tiempo como una hora. El resto del tiempo se quejó de que la película no tenía sentido, aunque se había perdido una hora de trama crítica sin darse cuenta. Semanas después, escuché que le decía a alguien lo mala que era la película. Me molestó porque a mí me encantó. Pero ella no estaba consciente de que dormida alteró su experiencia de la película. Se la había perdido y, en su mente, eso no había pasado. No podía reconocer sus percepciones equivocadas.

Y tampoco mi paciente. De manera similar, no podía reconocer que podía ver el reloj y darse cuenta de la hora y luego quedarse dormida. Cuando se despierta y vuelve a ver el reloj, asume que es la primera vez que lo ve otra vez. No reconoce que estuvo dormida entre una y otra vez. En algunos casos, los pacientes incluso sueñan que ven el reloj y otras cosas mundanas que pasan en la noche, sin ser capaces de distinguir los sueños de la realidad.

De vuelta a mi paciente… Como no pudimos llegar a un acuerdo de que dormía un poco, programamos un estudio de toda la noche como una forma de medir y registrar su sueño de manera más científica. Con el estudio del sueño, entre otras cosas, podríamos señalar exactamente cuánto dormía al analizar su cerebro y su actividad neurológica durante la noche. Cuando leí su estudio del sueño, vi que no sólo lo había hecho, sino que durmió como un oso.

Cuando la volví a ver para revisar los resultados de su estudio, lo primero que me dijo al entrar al consultorio fue: "Se lo dije."

—¿Qué fue lo que me dijo?

—Le dije que no duermo. ¿Cómo va a dormir alguien con todos esos cables pegados a la cabeza y toda esa gente observando? Todavía tengo pegamento en el cabello.

—Usted no sólo durmió sino que durmió mucho.

En este punto, le di un resumen de su noche de sueño, que duró seis horas con cuarenta y siete minutos y, previendo su escepticismo, hice un video de ella mientras dormía. Cuando le mostré los resultados, se levantó con fuego en los ojos. En este momento, se volteó hacia su tímido marido y se quejó amargamente, como si yo no estuviera presente. "Vámonos. Te dije que era demasiado joven para ser médico." Y salió enojadísima del consultorio.

Lo que esta mujer experimentaba tiene muchos nombres, el más común de los cuales es "insomnio paradójico", fenómeno en el que un individuo piensa que no duerme o duerme muy poco en comparación con lo real, que suele ser una cantidad bastante normal. En el pasado se le denominaba "percepción errónea del sueño".[1]

Cuando piensas en dormir, en especial cuando lo haces tú, debes olvidarte de todo lo que sabes o crees saber sobre dormir en general y sobre tu propio sueño. Constantemente nos bombardean con información equivocada sobre el sueño que hace más mal que bien. Por ejemplo, muchas personas que sienten que no duermen nada en la noche de hecho duermen una cantidad perfectamente normal. En cambio, muchos individuos que sienten que duermen muy bien, pero están cansados durante el día, en realidad no duermen… Yo soy una de esas personas. Sólo pregúntale a mi exhausta esposa después de quitarse los tapones de los oídos.

Una de las cosas que más me gusta preguntarle a mis pacientes es cómo sueñan sus ronquidos en la noche. El hecho de que muchos intentan responder esa pregunta ilustra el problema central de adquirir información sobre el sueño de una persona: *No te lo puede decir porque está dormido.* Es chistoso cómo esto no les impidió a mis pacientes dar explicaciones largas y detalladas sobre cómo sueñan, sus comportamientos al dormir y la neuroquímica detrás de su sueño. Una vez tuve una paciente que antitipó su queja del sueño diciéndome en tono de absoluta certeza que su glándula pineal se había "desintegrado".

Como recordatorio, la glándula pineal es una pequeña estructura en el cerebro que produce melatonina (el químico que favorece el sueño, ¿recuerdas?) en respuesta a la luz. La mujer no tenía evidencia de que esto hubiera ocurrido, no se había hecho una tomografía del cerebro, no tenía un historial de lesiones traumáticas... nada. Pero para ella tenía sentido que sus quejas sobre el sueño encajaban mejor con esta explicación, así que la adoptó. Al final, no tenía nada malo más allá de unas dificultades menores para iniciar el sueño que ella había magnificado en su mente en proporciones catastróficas.

Cuando las personas piensan sobre el sueño, hay un cierto grado de libertad artística que parece permitírseles. Todavía no he conocido a una persona con una pierna fracturada que explique el asunto diciendo que el proceso metabólico involucrado en la regulación del calcio enloqueció, con lo cual se produjo la fractura. La mayoría de las personas simplemente dicen que se cayeron y escucharon un sonido. Aunque de muchas maneras el sueño no es más complejo que eso, lo complicamos.

Ejercicio de percepción errónea del sueño

1. Cásate.
2. Por la noche, ve televisión con tu alma gemela.
3. Sigue viendo televisión hasta que tu media naranja cierre los ojos y se quede dormida.
4. Mira el reloj; registra la hora.

5. Cuando el amor de tu vida despierte, mira de nuevo la hora. Regístrala.
6. Pregúntale a tu amada o amado cuánto tiempo durmió. Compáralo con el tiempo real que lleva durmiendo.
7. Cuando llegue Navidad, puedes hacer lo mismo con el resto de tu familia cuando se queden dormidos viendo la televisión.

El punto de este ejercicio es simple: la realidad del tiempo que dormimos a menudo es bastante distinta de la percepción que tenemos de cuánto dormimos. Muchos tendemos a subestimar este tiempo de manera radical. Es común que las personas un poco ansiosas y que tienen el sueño ligero experimenten este tipo de sueño. El mensaje importante que debes conservar es que, si lees este libro, y sientes que no estás durmiendo bien, no estás solo. De hecho, un doctor especializado en el sueño dedicó un capítulo completo a este fenómeno. También es importante que entiendas que la percepción de falta de sueño no es normal. Repito: *Sentir que no duermes, aunque sí duermas, ¡no es normal!*

Más allá de ser anormal, el insomnio paradójico puede afectar muchísimo tu ánimo. A la gente le gusta dormir y se altera mucho cuando su sueño no transcurre de manera adecuada. Aunque el insomnio paradójico por lo general es una enfermedad primaria, ha habido casos de apnea obstructiva del sueño que presentan insomnio paradójico, como se observó en un estudio de 2010. Se han reportado casos de individuos que se sentían tan consternados y desamparados por la falta de sueño, que percibían que los médicos habían recurrido a terapia electroconvulsiva para ayudarlos a "sentir" que dormían.[2]

En lo que respecta a dormir, todo el mundo tiene derecho a sentir que ha dormido. En otras palabras, no es mi intención demostrarte simplemente que estás durmiendo cuando tú no sientes que sea así y dejarte con esa sensación para siempre. ¡De ninguna manera! Todo el mundo tiene derecho a sentir esa maravillosa amnesia que el sueño trae consigo. Te metes a la cama, le das un beso de buenas noches a la persona que tienes junto, si la hay, pones tu alarma y apagas la luz. Lo siguiente debería sentirse como si te hubieras metido en una máquina del tiempo que te transportara directo a la alarma del reloj al día siguiente. Ésa es la meta y podemos lograrla.

Para muchos, el simple hecho de relajarse y entender que en realidad no corren peligro de no dormir alivia estas preocupaciones. Para otros, es más difícil. Te pido que uses este capítulo como una ayuda para entender y describir tu problema a un nivel más profundo y para darte cuenta de que podrías estar durmiendo más de lo que crees.

AVANCES EN LA CIENCIA

En 2015, M. R. Ghadami publicó un estudio que analiza el sueño de treinta y dos veteranos que presentaban estrés postraumático y dificultades para dormir. Los individuos sobreexcitados de este grupo reportaron un promedio de cuatro horas con doce minutos de sueño, pero en realidad durmieron en promedio siete horas y seis minutos. Estimaron que su eficiencia de sueño era de 59.3 por ciento (lo cual significa que, del tiempo que estuvieron acostados, casi 60 por ciento lo pasaron durmiendo), cuando, en realidad, la eficiencia de sueño que se midió fue de 81.2 por ciento. Además, los sujetos del examen estimaron que les había tomado como setenta y siete minutos quedarse dormidos cuando, en realidad, sólo les llevó como veinte minutos.

Este estudio ilustra por qué una cantidad tan alta como 80 por ciento de los pacientes con estrés postraumático padece insomnio paradójico y el papel que desempeña la sobreexcitación en nuestra capacidad para percibir el sueño. De hecho, para muchas personas que tienen problemas para dormir, ¡puedes pensar en su angustia nocturna como miniepisodio de estrés postraumático!

Así que, si eres esa mujer que dijo que yo era demasiado joven para ser médico: ahora ya soy más grande y me están saliendo canas. Aunque sigo defendiendo mi tesis sobre que sí duermes, me gustaría terminar lo que empezamos y ayudarte a sentir que duermes más de lo que crees.

REPASO DEL CAPÍTULO 6

1. Es posible dormir en la noche y tener la percepción de que dormiste poco.

2. Aunque percibir que no dormiste no es lo mismo que no dormir, ¡sigue siendo anormal!

3. Comienza a abrir tu mente a la posibilidad de que esto te podría suceder a medida que luchas por mantenerte dormido *toda la noche*.

Estás dormido, estás despierto, estás despierto pero en realidad estás dormido, estás dormido pero en realidad estás despierto. (Yo lo hago para librarme de hacer el desayuno.) Es tan complicado. ¿Cómo lleva tu cerebro un registro de cuándo está sucediendo todo esto? Sigue leyendo para descubrir de qué manera el cerebro los mantiene a ti y a tu sueño en un horario. Una pista: ¡Buenos días, solecito!

7

Ritmos circadianos

EL RELOJ QUE NO NECESITA QUE LE DES CUERDA

En 2007, el equipo de futbol Patriotas de Nueva Inglaterra fue acusado de grabar en video ilegalmente las señales de su oponente durante el primer juego de la estación. A los Patriotas los cacharon y los castigaron (en gran medida porque grabaron a un equipo que tenía como entrenador a un exentrenador de los Patriotas). Cuando salieron a la luz las noticias de este episodio, denominado "Spygate", se reveló que no había sido la primera vez que había sucedido y que antes de esto a los Patriotas ya los habían cachado y advertido respecto a este comportamiento.

La reacción que muchas personas tuvieron ante esta noticia fue: "¿Por qué un equipo al que ya lo habían atrapado haciendo algo ilegal se arriesgó a hacerlo otra vez?" La respuesta era simple. Es mucho más fácil que un equipo tenga éxito si prevé el siguiente movimiento de su oponente en vez de simplemente reaccionar ante él.

Tu cuerpo no es distinto. Le gusta tener un aviso antes de que comas o te enfrasques en alguna actividad física. La capacidad de tu cuerpo de prever una enorme hamburguesa con queso servida con papas fritas y una malteada es crucial para una digestión exitosa.

¿Cómo logra esto tu cuerpo? Mediante los ritmos circadianos, los cuales gobiernan prácticamente todo lo que hacen nuestros cuerpos.

En el último capítulo, hice una introducción al sistema circadiano, pero el tema merece uno completo. Los ritmos circadianos (en latín, *circa* significa "alrededor" y *diano*, "día") son procesos internos dentro de nosotros que forman un ciclo cada veinticuatro horas. Son asombrosos y no necesitan que hagamos gran cosa en términos de calibración... como un reloj sofisticado que funciona con el movimiento del cuerpo.

Esos ritmos no sólo están en los seres humanos, sino prácticamente en todos los animales, vegetales y hasta en los hongos. ¡Decir que estos mecanismos se preservan muy bien sería quedarse cortos! La respuesta puede verse en el trabajo de Jean-Jacques d'Ortous de Mairan. En un estudio ya clásico, De Mairan mostró que el heliotropo (una flor) se abría y cerraba según el sol durante el día, pero también mantenía la capacidad de abrirse al estar en la oscuridad. En otras palabras, la planta tiene la capacidad interna de prever su entorno (el movimiento del sol) en vez de simplemente reaccionar ante él.

En términos evolutivos, las especies que se anticipan al entorno terminan siendo más exitosas. Así que adelantémonos varios millones de años y aquí estamos, tomando licuados con extracto de quinoa y viendo artes marciales mixtas en nuestras pantallas planas.

Entonces, si no dependemos del movimiento del sol para fotosintetizar algo que nos vamos a comer, ¿por qué seguimos necesitando del sol? ¿En realidad *sí* necesitamos del sol? Hace alrededor de ocho años, dos chicos trataron de responder esa misma pregunta a través de la convivencia masculina por excelencia. Nathaniel Kleitman, el padrino de la medicina moderna del sueño de Estados Unidos, y su colega, Bruce Richardson, dejaron Chicago y viajaron a la Cueva Colosal en Kentucky, donde se dispusieron a "volver a entrenar" a su ritmo circadiano de veinticuatro a veintiocho horas. Su hipótesis era que, si podían adoptar artificialmente este ciclo de veintiocho horas y hacer que funcionara, se demostraría que el ritmo circadiano de los seres humanos no tenía un motor interno, sino que era una mera respuesta al ciclo de luz de veinticuatro horas del entorno.

Kleitman y Richardson se quedaron en esa cueva húmeda y fría por treinta y dos días. Aunque su experiencia no está al nivel de *El expreso de medianoche*, fue difícil. Después de un mes, salieron de la cueva a una tormenta mediática de publicidad (no como vemos hoy en día, en que las parejas famosas combinan sus nombres para formar uno solo, como Bruthaniel; pero, para la época, hubo un montón de cobertura nacional). Después de la experiencia, sus hallazgos fueron concluyentes y, como los *reality shows* estaban a años luz, no cobraron ni un centavo por esta hazaña inusual. Confirmaron que los individuos sí tienen un ritmo inherente que dura un poco más de veinticuatro horas (veinticuatro horas y once minutos, pero ¿quién lleva la cuenta?). Al periodo de tiempo que dura el ritmo circadiano de un organismo a menudo se le asigna el símbolo τ. Así que en los seres humanos, τ = a veinticuatro horas y pico.

Qué conveniente, ya que un día tiene aproximadamente veinticuatro horas de duración. ¿Qué constituye esa ligera diferencia entre el tiempo del entorno y nuestro ritmo circadiano interno? Nuestro cerebro es capaz de percibir pistas de la hora externa y de hacer pequeñas "correcciones" diarias a nuestro reloj corporal.

Una forma excelente de concebir esto es mediante la analogía del reloj barato. Imagina que tú y tus amigos compran relojes baratos. Tal vez tu reloj se adelanta diez minutos todos los días. A lo mejor el de tu amigo se atrasa diez minutos. Se ponen los relojes y continúan con sus vidas.

Si ninguno de los dos ajusta sus relojes, tendrán problemas, en especial tu amigo, que tiene un reloj que se atrasa. Aunque día tras día tú estarías llegando a tus citas cada vez más temprano, tu amigo estaría llegando a todos lados cada vez más tarde. El primer día, llegaría diez minutos tarde; el segundo, veinte. En menos de una semana, estaría llegando a trabajar más de una hora tarde, al igual que recogería a los niños de la escuela una hora después y se sentarían a la mesa con una hora de retraso.

Tú, por poco tiempo, estarías en una mejor situación. Te felicitarían por llegar tan temprano al trabajo y por cocinar tan rápido. Tus hijos te adorarían porque saldrían antes de la escuela. Sin embargo, al final, tú también tendrías problemas. La cena estaría fría porque tendría mucho tiempo esperando; tu jefe comenzaría a sospechar que quieres quitarle el puesto.

Al final, llegarías a la conclusión de que tu reloj es una porquería, pero decides tratar de hacerlo funcionar. Decides que todas las mañanas vas a sintonizar el programa *Buenos días*, vas a poner a tiempo tu reloj y comenzar tus actividades. ¿Y adivina qué? Funciona. De hecho, cuanto más te sincronizas con el programa *Buenos días* o cualquier otro que dé la hora, más preciso eres con la programación de tus actividades del día.

En este ejemplo, se ilustran varias cosas. Primero, es mejor tener un reloj que se adelante un poco a uno que se atrase, si es que quieres anticiparte a las cosas (y no llegar tarde). Por eso los ritmos circadianos duran veinticuatro horas con once minutos y no veinticuatro horas exactas.

Además, necesitamos señales que nos indiquen la hora, como el sol, para programar nuestro reloj interno todos los días. De entre esas señales, la del sol es la más fuerte.

Otras son las horas de la comida, el ejercicio, las interacciones sociales, la temperatura y el sueño. Las señales de la hora externa suceden con frecuencia y le dan a nuestro cuerpo pistas de cómo ajustar su hora interna. A cuantas más señales se exponga el individuo, en especial las que se presentan en horarios uniformes todos los días, más sincronizado está el ritmo circadiano de esa persona.

Esos minutos de ajuste diarios a menudo pasan inadvertidos, a menos que haya cambios drásticos en las señales. Esos cambios se pueden ver comúnmente en el *jet lag* y en los cambios de turno.

Con el *jet lag*, las señales del tiempo del entorno se alteran de repente y su efecto depende de la dirección del viaje y del número de zonas horarias que se cruzan. Este movimiento produce muchos síntomas desagradables, como somnolencia y dificultad para dormir, problemas digestivos, disminución de la motivación y problemas de concentración. Esos síntomas tienen sentido si pensamos en los relojes baratos del ejemplo.

Si viajas de Atlanta a Las Vegas, en esencia, de repente estás cambiando tu hora externa en tres horas, pero en un inicio tu ritmo circadiano no se ve afectado. En otras palabras, cuando entras al Bellagio, tu cerebro sigue con la Hora Estándar del Este. Este cambio produce todo tipo de problemas cuando te sientas a cenar en el hotel. El platillo pesado de pasta cremosa y el pastel de queso con fresas está entrando a tu sistema digestivo a las 10 de la noche, hora de Las Vegas, pero tu cerebro todavía no lo entiende. Cree que es la 1 de la mañana y, por tanto, se pregunta por qué de repente la salsa alfredo entró a tu estómago a una hora en la que deberías tener dos horas dormido y clavado en el ciclo REM. Ya te puedes imaginar lo preparado que está tu sistema digestivo… ¡nada en lo absoluto! De repente, tu estómago está reaccionando a la entrada de 40 dólares en vez de prever que estás a punto de comerla.

Y tu capacidad de mantener una conversación esa noche en la cena es nula. Lo único en lo que puede pensar tu mente es en "irse a la cama". Tienes sueño y no piensas con claridad, cosa que le agrada mucho al gerente del casino. Todo va a salir bien. Cada día que pasas ahí, tu cuerpo es capaz de ajustarse en una zona horaria que cruzaste. Como cruzaste tres zonas horarias, estarás como si nada en tres días… justo a tiempo para tomar el vuelo de vuelta a casa, sintiéndote mucho más ligero sin todo ese dinero que pesaba en tu cartera.

El *jet lag* afecta a muchas personas, pero no tienes que ser un viajero por el mundo para experimentar la niebla mental y la confusión que se sienten con el *jet lag*. Si lo que estás buscando es la emoción de quedarte dormido en las juntas, corre a toda velocidad, toma el siguiente cambio de turno y haz que te contraten.

Los trabajadores con turnos que cambian los hay en todas partes. Manejando un camión de ocho llantas que comparte la carretera contigo. Cuidando a tus seres queridos en los hospitales de todo el país. Son los pilotos y el personal a cargo del vuelo que te llevará a casa de Las Vegas (los pilotos tienen la ganancia doble de tener un trabajo que conjunta los cambios de turno con el *jet lag*... ¡suertudotes!).

En los cambios de turno, las señales del entorno son las mismas, pero tu horario varía (en el *jet lag*, las señales del entorno cambian). En comparación con el *jet lag*, los efectos del cambio de turno pueden ser igual de difíciles en los diversos sistemas del cuerpo. Piensa en individuos que tienen un trabajo con cambios de turno (tres turnos nocturnos, seguidos de dos turnos matutinos) o personas que tienen dos empleos y tienes la fórmula del desastre.

Cuando pides a muchos médicos que piensen en una enfermedad que produce una somnolencia realmente patológica, muchos piensan en los pacientes con narcolepsia. Los pacientes con esta enfermedad a menudo se ven invadidos por una terrible somnolencia y se quedan dormidos. Tal vez algunos pensarán en un individuo con sobrepeso y apnea del sueño severa. Son buenas ideas, pero, si quieres pensar en alguien que padezca una somnolencia realmente grave, no tienes que ir más lejos del empleado que cambia de turno. En 2001, apareció el diagnóstico "trastorno del sueño del cambio de turno" (luego el término se acortó y se convirtió en "trastorno del cambio de turno"). Ahora, por primera vez, la somnolencia asociada con este tipo de trabajo se podría considerar oficialmente como una enfermedad.

Una enfermedad, ¿sólo porque alguien está trabajando el turno de la noche? ¡No inventes! Pero si podemos manejarlo con un poco de café bien cargado basta. Pues la verdad es que no.

Una manera de medir el nivel de somnolencia de un individuo es una prueba muy simple llamada "Prueba múltiple de latencia del sueño". En ella, a un individuo se le permite dormir una noche normal y lo despiertan a la mañana siguiente. En ese punto, al paciente se le permite hacer lo que quiera excepto dormir durante las próximas dos horas. Al término de esas dos horas, llega el momento de tomar una siesta. El paciente regresa a la cama y se le da la oportunidad de tomar una siesta breve. Pero no por mucho tiempo... Después de unos minutos lo despiertan (si ya se había quedado dormido) y, una vez más, le piden que permanezca despierto durante las próximas dos horas tras las cuales le espera otra siesta. Este patrón continúa hasta algún momento de la tarde, por lo general después de cinco siestas. Después, podemos ver el tiempo que tardó el individuo en dormirse (si logró dormir en las cinco oportunidades que tuvo).

Los pacientes que padecen narcolepsia y apnea del sueño a menudo están somnolientos, pero por lo general mucho menos que quienes padecen el trastorno de cambio de turno.

Ejercicio de cambio de turno

1. Para este ejercicio necesitarás unos dados.
2. Lanza un dado.
3. Mira el resultado y vete a dormir a la hora indicada:

   ⚀ = Acuéstate a las 10 de la noche.

   ⚁ = Acuéstate a las 2 de la mañana.

   ⚂ = Acuéstate a las 6 de la mañana.

   ⚃ = Acuéstate a las 10 de la mañana.

   ⚄ = Acuéstate a las 2 de la tarde.

   ⚅ = Acuéstate a las 6 de la tarde.

4. Repite los pasos 1 a 3 todas las noches durante un mes. Lleva el registro de cómo te sientes cada día.

Notarás que algunas noches, al acostarte, no podrás dormir. Otras, lucharás por mantenerte despierto hasta que llegue la hora de acostarte. Los trabajadores que tienen turnos que cambian mucho la tienen aún peor. En promedio estas personas pierden seis horas de sueño semanales en comparación con quienes no cambian de turno. Es una vida difícil.

....

AVANCES DE LA CIENCIA

....

Tratar las consecuencias del cambio de turno puede ser difícil y, como tu familia en la cena de Navidad, todo el mundo tiene sus propias opiniones, que a menudo tienen poco que ver con la realidad. Para arrojar un poco de luz en esta área del sueño, Juha Liira, un investigador del Instituto Finlandés de Salud Ocupacional, se propuso en 2015 analizar el uso de medicamentos en el tratamiento del trastorno de cambio de turno para determinar si realmente podían ser de utilidad. El estudio descubrió que la melatonina proporcionaba un promedio de veinticuatro minutos más de sueño cuando se usaba en conjunto con turnos de trabajo nocturnos, pero no ayudaba a los trabajadores a quedarse dormidos más rápido. El estudio también descubrió que estimulantes como el modafinilo y el armodafinilo daban a los trabajadores una mayor sensación de alerta. Es interesante que hipnóticos como el zolpidem no parecían conducir a ninguna mejoría en calidad de sueño ni desempeño. Fue uno de los primeros estudios dedicados a cómo tratamos actualmente el trastorno de cambio de turno. Seguimos buscando la mejor manera de ayudar a la gente que vive cambiando de turno.

....

- - - - - - - - - - - - - - - - - -

REPASO DEL CAPÍTULO 7

1. Los ritmos circadianos dictan todo lo que hacemos, incluyendo cuándo nos sentimos somnolientos y cuándo despiertos.
2. Es importante considerar nuestras horas de comida, el ejercicio y la exposición a la luz en lo que respecta a establecer un ritmo circadiano saludable.

3. El *jet lag* y el cambio de turno son ejemplos de trastornos del ritmo circadiano.

¡Vaya! Lograste llegar al intermedio. Estírate… prepárate una taza de té y relájate por un momento. Deja que lo que acabas de leer se asiente en tu cerebro. Estos primeros siete capítulos fueron densos. Se merecen un tiempo de reflexión y contemplación.

Excelente. Ahora, cuando estés listo… vamos al grano con tus problemas para dormir. Como ya no tienes los obstáculos de la información equivocada, el miedo y las leyendas urbanas, ahora eres un experto en el tema del sueño. Nada puede impedirte dormir bien.

Intermedio

Tu certificado de experto en el tema del sueño ya está en el correo y va en camino. Exhíbelo con orgullo, de preferencia encima de la cabecera de tu cama. Míralo con seguridad cuando te vayas a dormir todas las noches y considéralo un recordatorio de que sabes exactamente qué pasa con tu sueño.

Ahora, ¿qué hacer con estos conocimientos? Mi hipótesis es que actualmente tienes algunos problemas para dormir que quieres arreglar. ¡Excelente! Sabiendo lo que sabes, resolver tus problemas para dormir debería ser pan comido.

Vamos a ver algunas dificultades para dormir distintas. Por lo general, los problemas para dormir se pueden dividir en dos grupos principales: los que nos hacen sentir que no hemos dormido lo suficiente y los que nos hacen sentir que hemos dormido demasiado.

Como médico especializado en el sueño, creo que todas las personas que entran por mi puerta básicamente están en alguno de esos dos grupos. Analicemos esto con más detalle para ver de qué manera nuestro conocimiento sobre el sueño puede ayudarnos a entender qué podría suceder tras bambalinas en cada uno de esos clubes exclusivos de problemas para dormir.

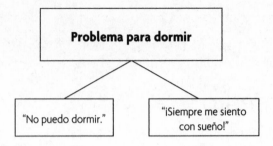

"NO PUEDO DORMIR"

Ahora yo sé, y tú lo sabes también (porque has leído este libro), que los miembros de este grupo pueden dormir, pero algo sucede que les impide sentirse satisfechos con su sueño. Está bien, entonces, ¿qué podría ser? Para esta respuesta, necesitamos analizar tanto al individuo como el entorno en que duerme. Quienes tienen un entorno que no favorece el sueño, necesitan limpiarlo o establecer una mejor higiene del sueño. Te mostraré cómo hacerlo en el capítulo 8.

Para muchas personas, generar una mejor higiene del sueño no es suficiente para encontrar la fuente de un sueño reparador. Para ellas, la dificultad para quedarse dormidas o sentir que no pueden dormir es un enorme problema. En el capítulo 9, nos abocaremos al extraño y mal comprendido mundo del insomnio: es algo con lo que la mayoría de nosotros lidiamos de vez en cuando. Dificultad para quedarnos dormidos, dificultad para mantenernos despiertos, despertar antes de que la alarma suene y no volverte a dormir, son ejemplos del insomnio con el que la gente tiene que lidiar y el capítulo 9 te ayudará a dejar de lado estos problemas.

Para otras personas, se vuelve una prisión de la cual les parece imposible escapar. En el capítulo 10, abordaremos este insomnio crónico o "insomnio difícil", como yo lo llamo.

En el mundo del "No puedo dormir" se encuentran las pastillas para dormir, que las personas, por error, consideran un remedio fácil. El uso de las pastillas para dormir se incrementó enormemente en Estados

Unidos. Hay un nutrido grupo de individuos que sienten que necesitan pastillas para dormir y conciliar el sueño. En el capítulo 11 hablaremos sobre los orígenes de los medicamentos para dormir, las prácticas actuales y los peligros que conllevan.

En el 12 analizaremos el horario de sueño de un individuo. Para muchas personas que sienten que no pueden dormir, el problema no se encuentra en su capacidad de conciliar el sueño, sino en la expectativa nada realista de cuánto creen que necesitan dormir. Para muchos, el simple hecho de entender cómo establecer adecuadamente un mejor horario para dormir puede ayudarles a tener un sueño más reparador.

El capítulo 12 aborda también la otra cara de la moneda, es decir, dormir demasiado: programar un momento inadecuado para dormir. De modo que este capítulo sirve como transición al mundo de los excesivamente somnolientos porque muchas personas que luchan por mantenerse despiertas lo hacen, porque no se conceden suficiente tiempo para dormir. Puede que los individuos que luchan por levantarse de la cama en la mañana descubran que sus problemas con la somnolencia tienen que ver con sus horarios. También analizaremos más a fondo a las personas que cambian de turno y la somnolencia extrema que se ven obligados a enfrentar todos los días (o todas las noches). Así que nos adentraremos en el mundo de los que se la pasan cabeceando.

"TENGO DEMASIADO SUEÑO"

En el grupo de los que se sienten demasiado somnolientos, empezaremos con uno de los mayores indicadores de que un individuo tal vez no duerme lo suficiente o tiene dificultades con la calidad de su sueño: la siesta. El capítulo 13 aborda el tema de la siesta: cómo puede ser una herramienta saludable y efectiva para el sueño pero también puede trabajar en contra tuya.

A continuación, en el capítulo 14, nos enfocaremos en el grupo de los pacientes somnolientos estilo león: pacientes con apnea del sueño y sus amigos los que roncan.

El 15 aborda otros diagnósticos que ocasionan somnolencia excesiva durante el día, enfermedades que van del síndrome de las piernas inquietas a la narcolepsia.

Por último, el capítulo 16 aborda todos los detalles relacionados con el estudio de diagnóstico del sueño y quién debería realizarse uno.

Para hacer las cosas más fáciles, en los siguientes capítulos encontrarás apoyos visuales. Un último comentario sobre la segunda mitad del libro: De vez en cuando, haré recomendaciones de varios productos o dispositivos que podrían beneficiar a tu sueño. Es importante entender

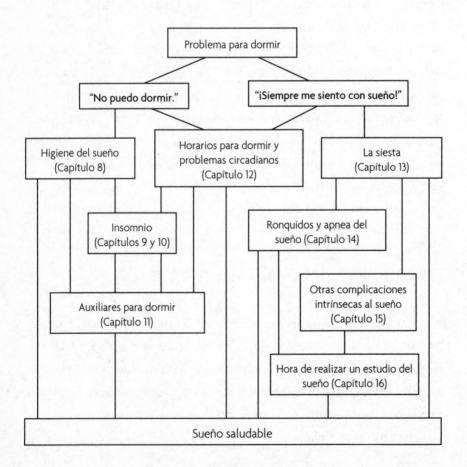

que, aun si esos dispositivos no son necesarios para dormir, pueden mejorar el sueño en algunas personas. Piénsalo del siguiente modo: Los totopos son buenos. En mi opinión, ponerles sal y limón los lleva a otro nivel. No me malinterpretes; si sólo hay totopos sin sal ni limón, me los comeré. Nunca diría: "No puedo consumir totopos desabridos", en especial si tengo hambre. Sin embargo, condimentarlos los hace una experiencia mucho mejor.

Ejercicio del sueño durante un crucero de vacaciones

Imagínate que te diriges a un crucero relajante por el Caribe. Llegas al soleado puerto de Miami y abordas el barco *Arrullador de los mares del Sur*. Es hermoso, las bebidas son gratis y tu cuarto tiene una terraza con vista al océano.

Regresas a tu habitación luego de una cena fantástica seguida de un espectáculo, sólo para descubrir que olvidaste tu _____ [máquina de ruido blanco, oso de peluche, máscara para dormir, antifaz, compañera inflable que con poca luz se parece un poco a Sofía Vergara]. No puedes recordar la última vez que dormiste sin eso.

Elige el mejor final para tu historia:

1. Al meterte a la cama, piensas: "No importa" y, luego de unos minutos más de lo normal, caes en un sueño relajante.
2. Comienzas a entrar en pánico mientras piensas en dónde podrías comprar o robar el objeto olvidado. La ansiedad se apodera de ti y te das cuenta de que tus probabilidades de dormir durante este viaje son casi nulas. Sientes cómo empiezas a hiperventilarte y decides cruzar el puente del barco en un intento desesperado por regresar a casa.

Tu respuesta tiene que ser la 1. Sentir dependencia por tu pastilla para dormir, tu máquina de ruido, cobija especial o radio que nunca se apaga, no es una posición que te agrade. Rompe ese hábito.

Considera esos productos como lo que son: apoyos menores, pequeñas ayudas. ¿Puedes dormir bien sin ellos? Probablemente, pero esas cosas te ayudan a pasar de un sueño bueno a uno excelente.

Que siga el espectáculo.

8

Higiene del sueño

UNA CAMA LIMPIA EQUIVALE A CONCILIAR EL SUEÑO

Ahora tienes los conocimientos (lo aprendido en este libro) que necesitabas sobre el tema del sueño. El entrenamiento básico ha terminado. Ahora viene la parte difícil. ¿Estás listo para poner a prueba este conocimiento en el campo de batalla de los edredones floreados y las almohadas inútiles? Descubrir que tienes una piedra en el riñón es fácil. Resolver ese problema puede ser doloroso. Bueno, resolver tu problema para dormir es similar. Espera que las cosas se pongan un poco peor antes de mejorar.

Elegí la higiene del sueño como el punto de partida de la segunda parte de este libro porque eso es exactamente lo que es en términos de arreglar tu sueño: un punto de partida. Es probable que no vaya a resolver tu problema, pero si lo hace... ¡fantástico! Piensa en todo el tiempo que ahorrarás al no tener que leer el resto del libro. Pero no debes sentirte desanimado si la higiene del sueño por sí sola no resuelve todos los problemas relacionados con él. Es el cimiento que necesitas para arreglar todos tus problemas para dormir, pero es común que por sí sola no resuelva por completo el problema.

La higiene del sueño es el acto de controlar tu entorno y tus comportamientos relacionados con dormir en un esfuerzo por optimizar tu sueño. Básicamente, es hacer todo lo que está en tus manos para dormir de la mejor manera posible. Es controlar lo que puedes controlar.

Muchos pacientes que trato saben algo sobre higiene del sueño. Es un tema del que se habla en todas partes: libros de autoayuda, noticieros matutinos y sitios de Internet dedicados al tema del sueño.

Los pacientes a menudo dicen cosas como: "Lo he probado todo. No veo televisión en la cama, no hago ejercicio en la noche y nunca tomo café a la hora de la comida". Y aun así no pueden dormir.

Lo que deben entender es que la higiene del sueño es como limpiar tu casa antes de hacer una fiesta. Tienes que barrer, ordenar, quizá comprar unas velas o algo. La casa se ve muy bien. ¿Todo ese trabajo significa que tu fiesta de Calabozos y Dragones será un éxito social? No, por supuesto que no, porque Calabozos y Dragones probablemente no es una buena base para una fiesta memorable. No importa lo perfecto que sea el lugar. La base de la fiesta está mal, así que todo se viene abajo.

Tu sueño no es diferente. Limpiar y ordenar todo antes de irte a la cama es muy importante y puede ser la base para resolver algunas alteraciones menores del sueño. ¿Recuerdas las ratas en las jaulas sucias? Hay muchas maneras de ordenar tu propia jaula y la mayoría son bastante obvias.

CREA UNA MADRIGUERA PARA HIBERNAR

Hay muchos pasos implicados en la transformación de tu cuarto en una madriguera para dormir y el paso uno se relaciona con la luz. Haz que tu cuarto sea oscuro, realmente oscuro. ¿Recuerdas cómo la melatonina te hace sentir somnoliento pero sólo si tus ojos no están viendo la luz? Bueno, bloquea la luz, hasta el último rayo, si quieres dormir bien.

Haz que tu cuarto sea como la recámara de invitados de la casa de mis padres. Cuando estaba en quinto de primaria, mis papás terminaron el sótano de la casa e hicieron una recámara que en realidad no parecía tal, porque no tenía ventanas. Estaba rodeada de tierra en dos lados y no estaba cerca de ninguna salida. En otras palabras, en caso de incendio, sería una bóveda de muerte. ¡Ese cuarto es tan oscuro que es difícil encontrar la puerta incluso en pleno día! Y, por ello, esa catacumba urbana es el mejor lugar dónde dormir en todo el sudoeste de Virginia. Si nadie va a buscarme, fácilmente me puedo quedar dormido hasta que el hambre me despierte. Créeme, eliminar toda la luz de tu cuarto ayuda.

Y cuando digo que hagas que tu cuarto esté oscuro, realmente quiero decir *oscuro*. Tu cerebro es como los zombis de la serie *The Walking Dead:* pueden percibir hasta las fuentes de luz más ligeras, como la luz del radio reloj, del celular o del espacio debajo de la puerta. Así que apaga tu teléfono (o, mejor aún, déjalo en la cocina) y quita el reloj o haz algo para borrar la luz que emite. No necesitas saber qué hora es a las 3:15 de la mañana.[1]

Una enorme fuente de luz es la televisión. ¿Por qué las televisiones acabaron en las recámaras? No tengo idea. Para mí, es como tener un escusado en la sala. La tele produce toneladas de luz. Este alto grado de intensidad de luz además del ruido y el estrés que produce puede empeorar tu sueño de manera significativa. Además, la televisión te condiciona a necesitarla para quedarte dormido. Eso no está bien. Ve la televisión en otro sitio.

Cada vez que doy una conferencia, le pregunto a la audiencia: "¿Cuántas personas duermen con la televisión prendida durante toda la noche?" Calculo que una de cada veinte personas del público admite que dejan encendida la tele toda la noche, inundando su habitación de luz y ruido. "Me relaja" o "Me gusta tener un ruido de fondo" son excusas comunes para dejar prendida la tele toda la noche.

En lo que respecta a tu madriguera, la oscuridad y el silencio son lo mejor y esa pantalla plana está arruinando las dos cosas. ¿Sigues pensando que esa Sony montada en la pared no afecta tu sueño? Piensa en el estudio de 2014 que demostró que los participantes seguían descifrando mentalmente listas de palabras orales aún después de dormirse. ¿Puedes aprender español dormido mientras te hipnotizas para bajar de peso? No. ¿Significa que no hay luz en tu cerebro una vez que te duermes? No. Recuerda lo que ya hemos dicho: El cerebro está haciendo cosas sorprendentes mientras dormimos. Apaga la televisión. Tu cerebro no necesita escuchar infomerciales y episodios repetidos de series toda la noche.

Que tu habitación esté libre incluso del último rayo de luz, es importante para todos, pero hacerlo es particularmente importante si eres una persona que debe dormir durante el día a causa de cambios de turno u horarios laborales nocturnos. Si simple y sencillamente no puedes eliminar la luz, compra un antifaz con contorno suave para evitar que llegue a tus ojos. Busca uno que te guste, compra varios y asegúrate de poner uno extra en tu maleta de viaje. (Éste es un elemento auxiliar para el sueño del que realmente no querrás prescindir. Si estás en el crucero y no te llevaste el antifaz, usa una toalla. Si es una emergencia, usa tu brazo para bloquear la luz. Todos necesitamos dormir en la oscuridad.)

Ejercicio de la cueva del sueño

1. Ve a tu cuarto, cierra las persianas, cierra la puerta y apaga las luces.
2. Coloca las manos frente a tu rostro. ¿Puedes verlas?

Si la respuesta es sí, sigue trabajando. Tu cuarto aún no es lo suficientemente oscuro. Si la respuesta es no, felicidades. Ya puedes volver a prender las luces.

¡Te atrapé! ¿Cómo lograste encontrar el apagador de la luz si tu cuarto es un santuario de oscuridad total en el que no puede haber ni un rayo de luz? Deja de decirme lo que crees que quiero escuchar y elimina todas las fuentes de luz.

Hay un último punto que quiero dejar claro y luego te prometo que no lo seguiré machacando en el resto del libro: apaga tu celular, tu computadora, tu tableta y cualquier otro aparato electrónico. Apágalos por completo. Esa luz mata tu sueño. En un estudio realizado en 2014 por

Charles Czeisler, los individuos que usaron lectores electrónicos antes de dormir por la noche tardaron un promedio de diez minutos más en quedarse dormidos y tuvieron menos sueño REM que los individuos que leyeron un libro impreso con una fuente de luz indirecta. Cualquier exposición a la luz al final de la tarde o en la noche puede tener un impacto negativo en tu ritmo circadiano y en tu sueño, así que mantén tu entorno con luz baja al final del día para dormir bien. Si debes usar luz, bloquea la verde o azul (en tus dispositivos electrónicos) o usa lentes azules para bloquearla. Las pantallas y otras luces similares deben apagarse varias horas antes de acostarse.

SUGERENCIA DE PRODUCTOS

Si no tienes más opción que mantener prendida tu laptop durante la noche, piensa en instalar f.lux, Dimmer o alguna aplicación similar que reduzca tanto la cantidad como la calidad de la luz. Esas aplicaciones funcionan bien, las dos son gratuitas y ninguna representa basura indeseada en tu computadora. El modo nocturno de las Apple funciona de manera similar en el iPhone.

¿Quieres algo un poco menos tecnológico? Compra unos lentes Uvex para bloquear la luz. Esos lentes bloquean las luces azules/verdes emitidas por las pantallas y que hay en tu entorno. Póntelos cuando no puedas evitar la luz en la noche para conciliar mejor el sueño más tarde. Bono: esos lentes harán que te veas como Bono, lo cual nunca es malo.

ARRÚLLATE EN TU CUNITA

Junto con la luz, tu cama debe ser cómoda. A menudo, mis pacientes me preguntan qué colchón deberían usar. La respuesta a eso es "no sé". Todo el mundo tiene distintos niveles de comodidad en distintos colchones. ¡Por eso hay tantos diferentes! A mí me gustan firmes, pero hay gente que los prefiere suaves. En algunas culturas duermen en hamacas. Batman duerme colgado boca abajo. Lo principal es estar cómodo y que no te convenzan de usar una cama como cura para tus problemas de sueño. Si tu cama es terriblemente incómoda, cambiarla podría ser muy útil, pero sé inteligente con tu dinero. Comodidad, eso es lo único que necesitas.

Un par de cosas más ahora que hablamos de camas. No tiene sentido comprar una buena cama y luego cubrirla con ropa incómoda. Invierte en tu ropa de cama. Compra sábanas de muchos hilos y una cobija de lana o un edredón de plumas de ganso. De nuevo, a todos nos gustan cosas distintas, pero te debe *encantar* tu cama. Compra la mejor ropa que puedas.

Debido a diferencias en las temperaturas del ambiente, variaciones de nuestra temperatura corporal, niveles metabólicos y de esfuerzo físico y uso de medicamentos, a algunas personas les da más calor que a otras. Además, las personas nocturnas por lo general sienten más calor durante la noche que las diurnas. Si eres una persona que siente mucho frío por la noche, usa sábanas de franela. Si te da mucho calor, quizá quieras usar las que absorben la humedad y el sudor. De nuevo, no es una solución a tus problemas, pero es esencial para estar cómodo en la cama.

SUGERENCIA DE PRODUCTOS

Deepsport es una empresa que produce ropa de cama con características únicas. Primero, es muy fría al tacto, así que, si te da mucho calor en la noche o sudas mucho, puede ser de utilidad. Además, el material reduce las bacterias, alérgenos y organismos como los ácaros e impide que entren en la tela. Mi producto favorito personal es su saco para dormir. Es un producto semejante a un *sleeping bag* hecho con ese material. Es fácil llevarlo de viaje, así que te da un entorno limpio y frío cuando no estás en casa.

Aún mejor, si también lo usas en casa, cuando viajes, tu cerebro sentirá que nunca dejaste tu cómoda cama, lo cual podría ayudarte a dormir.

Sheex es otra empresa que tiene tiempo haciendo ropa de cama similar. También hacen pijamas del mismo material que controla la humedad.

Si quieres tener lo más nuevo en esta ropa con control de temperatura, invierte en un colchón ChilliPad. Pongo a Dios de testigo que este cubrecolchón que enfría con agua cambiará tu forma de dormir para siempre. El dispositivo bombea agua caliente o fría (tú decides) a través de pequeños tubos en tu cama durante toda la noche, permitiéndote dormir en la temperatura perfecta. Incluso puedes comprar uno que tenga una zona para ti y otra para tu pareja. Mi cama ha recibido el cariñoso apodo de Corea. Corea del Norte, el lado de mi esposa, es un desastre caliente, literalmente. Le gusta que su cama esté caliente al meterse y luego apaga su lado. El mío, Corea del Sur, se mantiene en lo más frío toda la noche y es glorioso. Mi cama hace que mis piernas se sientan muy bien, en especial luego de haber hecho ejercicio ese día. Mi lado de la cama es tan frío que estoy casi seguro de que podría poner ahí el almuerzo sin echarse a perder.

....

Aunque quizá no es del todo obvio, a menudo me impresiona cuánta gente no ha pensado detenidamente en la almohada que usa. Es como si crecieran usando cierta almohada, luego la llevaran consigo al irse a la universidad, los siguiera al mudarse con su pareja y, nueve fundas de almohada después, siguiera en su cama.

¿Te gusta tu almohada? ¿Es cómoda? Entiendes que no tienes un compromiso formal con tu almohada, ¿verdad? Sal, busca una nueva, duerme con varias y conserva la que te resulte mejor. Algunas almohadas están hechas de pedazos de látex de modo que logran la firmeza exacta. Las almohadas de *memory foam* a menudo proporcionan un soporte ortopédico excelente para el cuello y la columna, pero, como en el caso de los colchones, con frecuencia atrapan el calor, así que a las personas muy calurosas no les gustan. Las almohadas de plumas y de plumón suelen ser muy ligeras y suaves. Son lavables y respiran muy bien, pero con el tiempo se hacen planas. Los pacientes que padecen alergias pueden tener dificultades con estas almohadas. Aun si no padeces alergias, quizá te moleste que las plumas te piquen constantemente. Otras opciones incluyen las de lana, algodón, trigo y materiales sintéticos como el poliéster. Tómate un poco de tiempo para descubrir qué te funciona mejor.

Tu cama ya está equipada con materiales cómodos, así que probablemente deberías hacer lo mismo con tu cuerpo. Vístete cómodo. Yo por lo general animo a la gente a usar menos, no más, en la cama. Si eres una persona friolenta, siempre puedes usar más cobijas. Usar pijama de franela forrada con polar puede ser un problema si te empieza a dar calor mientras duermes.

Por último, pero no menos importante, busca un reloj silencioso (¡que no haga tic-tac!) y que no tenga luz; pon la alarma y olvídate de la hora. Es mejor si no puedes ver la hora cuando tu cuarto está oscuro. No importa a qué hora te levantas a hacer pipí en la noche, pero, para muchas personas, ese simple hecho basta para detonar un ataque de ansiedad. Cálmate. Si te despiertas antes de que tu alarma suene, sólo recuerda que todavía queda tiempo para dormir. Es lo único que importa.

La guarida del sueño está quedando genial. Tienes tus nuevas sábanas y tu nuevo edredón, almohadas perfectas, un reloj oscuro y silencioso, y tienes la pijama adecuada. Estás tan contento con lo que has hecho que una sensación positiva comienza a rondar en tu mente. Fantástico. Para muchas personas, un gran obstáculo para conciliar el sueño es librarse de los sentimientos negativos relacionados con su habitación.

No los subestimes. Imagina a un niño que vive con un padre que lo maltrata. Todos los días, cuando el papá llega a casa de trabajar, le grita al niño para que baje las escaleras. Luego comienza a desquitarse verbalmente con su hijo por su día de estrés. Sucede todos los días en el mismo lugar, al pie de la escalera. Acelera el tiempo. El niño desde hace mucho logró escapar de ese hogar poco saludable. Está contento y bien adaptado. (Bueno, tuvo un poco de terapia.) Ya tiene su propia familia y no tiene el mismo problema que su padre, quien murió hace años. ¿Cómo crees que se siente este adulto cuando entra a su antigua casa al ir a visitar a su madre? Aunque han pasado años, en cuanto entra y se para en el lugar en que le gritaban hace años, esos mismos sentimientos regresan como si fuera ayer.

Puede que tu recámara sea ese escenario. Por eso cambiar de cuarto podría ser útil. Claro, el cambio de colchón, las nuevas persianas y el cómodo edredón tienen un propósito. Cumplen un papel muy valioso que consiste en cambiar tu entorno para que tu cuarto se convierta en un nuevo paraíso… un lugar al que tu mente no reconozca como "el lugar donde duermo pésimo". Ten esto en mente. Algunos de ustedes tal vez no quieran limitar la renovación a la cama. Pinta las paredes. El presidente Harry Truman creía, y hay quienes comparten su opinión, que un azul gris tranquilizador es mejor para dormir. Las paredes de mi dormitorio son azul gris. Evita el amarillo canario o los rojos intensos, porque pueden ser estimulantes. Compra algunos cuadros. Cambia un poco las cosas. Adiós a la celda del insomnio, bienvenida la recámara del sueño reparador.

AVANCES DE LA CIENCIA

Si quieres llevar tu sueño al siguiente nivel, considera la relación entre sueño y naturaleza. Un estudio de *Preventive Medicine* [Medicina Preventiva] realizado en 2015 demostró que los sujetos analizados, en particular los hombres, parecían dormir mejor cuando estaban expuestos a espacios verdes y a la naturaleza.

Sé creativo con la disposición de tu cuarto. Si puedes idear modos de estar más en contacto con la naturaleza (por ejemplo, intenta dormir en tu porche rodeado de un mosquitero cuando el clima lo permita o come al aire libre todos los días), tu sueño mejorará.

EXTRAÑOS COMPAÑEROS DE CAMA

Tu recámara está lista y se ve genial. Te encanta y, por primera vez, estás esperando que llegue la hora de irte a dormir. La gran pregunta ahora es: ¿quién más está invitado a la fiesta? ¿Vives solo? En ese caso, la respuesta es fácil. La única variable eres tú. ¿Tienes pareja y siete mascotas? La situación es un poco más complicada e implica pulgas.

Algunos cónyuges son excelentes para dormir, como yo. Todas las noches preparo la cama para mi esposa, esparzo pétalos de rosa y le pongo chocolates con menta en la almohada. Nunca me muevo mientras duermo. Le dejo toda la cobija que quiere y soy totalmente silencioso. También, tengo la extraña habilidad para darle masaje en los pies mientras duermo. Estoy muy consciente de que, en lo que respecta a compañeros de cama, soy la excepción.[2]

Para muchos (por supuesto, aquí hablo desde mi experiencia clínica y no personal), la pareja puede ser un verdadero problema para dormir. Describen los ronquidos de su pareja como el sonido que hace un animal pequeño ejecutado. Les quitan todas las cobijas, dejándolos temblando en posición fetal. Los patean y les pegan con los brazos y a veces les dejan cicatrices por todas partes. Hablan, murmuran y se levantan a hacer pipí tan a menudo que no logran establecer ningún tipo de ritmo del sueño. Sus alarmas están puestas para despertar tan temprano y hacen tanto ruido en el proceso que básicamente implica que el otro también debe levantarse. ¿Te suena familiar? Espera. ¿Has hablado con mi esposa?

Alégrate. En ninguna parte de tus votos dijiste que debías dormir en la misma cama con esa persona todas las noches.[3] Voy a entrar en algunos temas aquí que quizá no te caigan bien (ni tampoco a tu pareja) al principio, pero escúchame. De hecho, ¿por qué no leen esta sección juntos… agarrados de la mano? Excelente. Mírense a los ojos. Díganse cuánto se aman. Sigan leyendo.

Todos los médicos especializados en el sueño que valgan su peso en tapones para los oídos te dirán que la cama es para dos cosas: sexo y dormir. Lo diré otra vez: la cama es para el sexo y para dormir. No es para ver televisión. Deja eso para la sala, ya que es también para dos cosas: ver televisión y tener relaciones sexuales. Fíjate cómo dormir no está en la lista de actividades de la sala. Escribir en la computadora, hablar por teléfono y pagar las cuentas no son actividades para la recámara. Dormir y sexo. Eso es todo. Siguiendo esa regla, si tu pareja te impide dormir en la habitación (lee con una linterna, ronca), hay un problema. Si no duermes porque tu pareja trata de tener relaciones sexuales contigo, tal vez necesites trabajar un poco más en lograr una comunicación eficaz.

Ahora, vamos a enfocarnos en su sueño.[4] Aquí la conversación se vuelve un poco más complicada. Si la persona con quien compartes tu cama es un impedimento para dormir, necesitas hacer algo. Las opciones son las siguientes:

1. No hacer nada e ignorar el problema, que sólo empeorará con el tiempo, dejándote cansado, irritable y con un terrible resentimiento hacia tu pareja por sus horribles hábitos para dormir.
2. Convence a tu pareja de buscar ayuda para resolver sus ronquidos, patadas, rechinido de dientes, hablar dormido, murmurar, gritar, actuar los sueños, ahogarse o cualquier comportamiento que te impida dormir.
3. Dormir en cuartos separados. Dormir en lugares separados se puede subdividir en:
   - Dormir permanentemente en lugares separados
   - "Según se necesite": alguno de los dos se va cuando hay problemas

- Programar tiempos separados: por ejemplo, dormir separados todos los martes y jueves y los demás juntos. En mi caso, cuando tengo guardia o me levanto temprano a hacer ejercicio, duermo en el cuarto de huéspedes para no molestar a mi esposa al madrugar.

Obviamente, no aconsejo no hacer nada (opción 1). Algunos comportamientos nocturnos indican problemas importantes que traen consigo riesgos graves para la salud, además de afectar tu sueño. La opción 2 es la que casi siempre sugiero; si eres capaz de convencer a tu pareja de que busque ayuda para su problema, lo recomiendo mucho. Es el mejor camino. Si no hacer nada no es una opción y no logras convencer a tu necio cónyuge de que vaya al doctor, sólo te queda la opción 3.

Es importante que en esto tengan una comunicación efectiva, de lo contrario, los sentimientos pueden herirse fácilmente. Creo que todo el mundo tiene derecho a dormir bien. Si llevan sólo una cantimplora a una caminata, la mayoría de las parejas compartirán el agua. Sería impensable que uno se tomara toda el agua y dejara al otro sin nada. ¿Por qué el sueño debería ser diferente? ¿Por qué se le debe permitir a uno de los dos privar al otro de algo que de muchas maneras es tan importante como el agua o la comida?

Dormir juntos en una misma cama es un símbolo poderoso del matrimonio, de la unidad y del amor. No dormir juntos, para algunos, es un acto de separación y falta de compromiso. Yo paso mucho tiempo en mi clínica diciéndoles a las parejas que a veces es bueno dormir separados. Lo he denominado "vacaciones del sueño". No cuesta nada, pero es reparador, igual que unas vacaciones podrían recargar nuestras baterías. A veces, una persona simplemente necesita tiempo para encarrilar su sueño. En ese punto, es probable que pueda regresar con su pareja. Para otras, puede ser necesario un acuerdo más permanente. A veces, esta separación puede animar a la persona a buscar ayuda.

Si hay apertura ante la idea de dormir separados, no hay una forma correcta o incorrecta de hacerlo. Para algunos, acostarse en la misma cama y luego mudarse de cuarto al momento de apagar la luz funciona bien. Elegir días específicos de la semana puede ser útil en cuanto a eliminar la culpa. "Es martes, así que hoy duermo en el cuarto de huéspedes." Programar días específicos separados hace que la persona que se cambia de cuarto no sienta que todas las noches, al momento de acostarse, debe decidir dónde dormir. A veces, un periodo de prueba durmiendo separados puede ser útil para ver si, de hecho, los hábitos de sueño de la pareja son los responsables de sus problemas para dormir.

Prácticamente todo lo mencionado (excepto la parte del sexo) se puede aplicar a las mascotas en la cama. En mi opinión, en lo que respecta a tu cama, no hay lugar para mascotas. Si tienes una que duerme contigo y duermes muy bien, perfecto. Rover se queda. Si tienes problemas para dormir y tienes la más ligera sospecha de que tu mascota tiene la culpa, la mascota realmente debe irse.[5]

Los ronquidos del cónyuge están bajo control, el perro está en el sótano, pero puede haber uno o dos individuos más que todavía necesiten quedar fuera de tu cama. Exacto. Tus hijos.

Las camas familiares son siempre un tema muy controversial, así que prepárate. Yo estoy en contra de ellas. No sólo para proteger el sueño propio sino porque ayuda a tus hijos a generar la capacidad de dormir de manera consistente y segura. Esto significa que deben ser capaces de quedarse dormidos con el menor apoyo posible (mecedoras, chupones, cobijitas, luces nocturnas, etcétera). Si ese pequeñín que duerme junto a ti afecta tu sueño, mantener esa situación no le hace ningún favor a ti ni a él. Es hora de que él o, Dios no lo quiera, *ellos*, se vayan a su cama.

Voy a ser directo porque he visto a alguien muy cercano a mí lidiar con este problema: las camas familiares son peligrosas. No se necesita mucho para que un adulto ahogue a un niño. Si crees que no pasará en tu familia, estás equivocado.

TUS HÁBITOS SUCIOS TE MANTIENEN DESPIERTO

A pesar de tener su lugar en la cultura popular, en lo que respecta a los hábitos que ocasionan problemas para dormir significativos, sería difícil encontrar peores comportamientos que beber o fumar cigarrillos.

Lo que necesitas saber es lo siguiente: La nicotina es un estimulante. Te mantendrá despierto y empeorará la calidad de tu sueño una vez dormido. La cantidad exacta de nicotina no importa mucho tampoco. Deja de fumar, en especial cerca de la hora en que te acuestas. Si fumas en la cama, deja de hacerlo. No sólo es excepcionalmente malo para tu sueño, sino que es un lugar muy peligroso para fumar. (En serio, en 2005, 24 por ciento de los fumadores canadienses reportaron dormirse mientras fumaban en el año anterior al estudio. Por esta razón yo nunca duermo en mis viajes a Canadá.) No soy experto en el tema pero, si fumas, pídele a tu médico, a tu familia y a tus amigos que te ayuden a dejar de hacerlo. Hay malos hábitos mejores y más baratos que no alteran tu sueño ni afectan tu cartera. Intenta tronarte los dedos o morderte las uñas.

La cafeína es un estimulante, así que adivina lo que voy a decir al respecto. No te ayuda a dormir. Elimínala, en especial en la tarde, cerca de la hora de acostarte. Te mantiene despierto y te hace orinar. En 2013, Tom Roth, investigador del sueño, llevó a cabo un estudio que mostró que la cafeína consumida seis horas antes de dormir podía reducir el tiempo de sueño hasta en una hora.[6] El té y el chocolate tienen propiedades similares. Así que, si tienes dificultades para dormir y una cafetera estilo barista en casa, tal vez sea hora de dejar de tomar café o, por lo menos, reducir el número de tazas, en especial seis horas antes de acostarte. ¿Es difícil reducir o detener por completo tu consumo de estos productos? Claro, pero por supuesto que puedes hacerlo. Hazlo poco a poco u opta por el camino radical. Eres duro. Si trabajas en Starbucks, híjole, mejor lleva tu comida y una bebida sin cafeína.

El alcohol también es un infierno para tu sueño. Empeora su calidad, hace que te despiertes por la noche (a menudo a orinar), empeora los problemas para respirar por la noche, incluyendo los ronquidos y el ahogarte (apneas) y puede producir compañeros de cama que a la mañana siguiente son una sorpresa. Piénsalo de esta forma: como sucede con la mayoría de las cosas que consumimos para que "nos ayuden a dormir", el alcohol produce sedación, no necesariamente te hace dormir. Con toda esta publicidad mala, es sorprendente que el alcohol siga siendo el auxiliar del sueño número uno en Estados Unidos. ¿Por qué es tan popular el alcohol? Probablemente hay varias respuestas a esa pregunta.

1. No necesitas receta médica para el alcohol. Lo entiendo. Nadie quiere ir a ver a un doctor. Es caro. Toma tiempo. Las revistas que tenemos en la sala de espera son viejas, tienen anuncios de la tercera película de Harry Potter. Tener que esperar no sólo para que un médico apruebe una pastilla para dormir sino para que te dé una receta para conseguirla no es pan comido. Compara eso con el alcohol, que es muy fácil de conseguir. Lo único que necesitas es un poco de dinero y una identificación (o un hermano mayor buena onda) y puedes comprar suficiente licor para lanzarte al olvido esa noche.

2. El alcohol es sedante. Muchas personas asocian una buena noche de sueño con una rápida pérdida de conciencia en cuanto se acuestan. El alcohol te puede dar eso. Tiende a hacer que la gente se duerma más rápido, pero este efecto no suele traducirse en más tiempo de sueño o, aún más importante, un mejor desempeño al día siguiente. En otras palabras, ¿perder la conciencia rápidamente te parece mejor que quedarte despierto un poco más para leer tu libro favorito? Sin lugar a dudas no lo es.

3. El alcohol favorece la amnesia. Otro criterio que muchas personas tienen para lograr una buena noche de sueño es no poder recordar lo que sucede entre quedarse dormido y despertar. El alcohol te puede

ayudar con esto. A veces se le denomina "laguna" y no te ayuda a hacer una buena presentación mañana en la junta. ¡Probablemente estaría mejor que te quedaras despierto toda la noche!

Merece la pena destacar que algunos estudios reportan un incremento en el sueño profundo asociado con el alcohol, por lo general durante la primera mitad de la noche. Aunque esto es algo discutible, lo que es seguro resulta el desastre que el alcohol genera en la segunda mitad de la noche cuando es metabolizado. ¿Alguna vez te despertaste seis horas después de una juerga y te resultó absolutamente imposible volver a dormir? Es como un crucero maravilloso por el Caribe que termina con el hundimiento del barco. ¿Hay algo en la primera mitad del viaje que podría compensar que acabes hundido? En lo que toca al alcohol y al sueño, no caigas en esa trampa. Si estás usando alcohol para ayudarte a dormir, deja de hacerlo. Si tienes un problema con el alcohol, busca ayuda.

Sé que los médicos del sueño suelen insistir mucho en sus advertencias contra la nicotina, la cafeína y el alcohol. No voy a hacerte perder el tiempo ni voy a discutir contigo al respecto. La nicotina, la cafeína y el alcohol empeoran tu sueño.

"Pero me gusta mi moca late grande."

¡Cállate!

"Es sólo un cigarro antes…"

¿En serio? ¿Vamos a tener esta discusión?

"Vamos… no puedes estar diciendo que tengo que dejar de lado mi Shiraz con…"

Qué frustración. Si experimentas problemas para dormir, esos comportamientos necesitan ser modificados o eliminados. Por lo general las personas hacen preguntas como: "¿Cuántos cigarros puedo fumar sin afectar mi sueño?" o "¿Tomar café en la mañana está bien?" Por desgracia, no hay respuestas claras para estas preguntas que tengan un respaldo científico riguroso, pero podemos abordarlas de manera inteligente.

Si tu sueño es excelente tanto respecto a cómo te sientes durante el día (sin somnolencia), entonces tu copa de vino por la noche probablemente está bien. Ten en mente que lo que concibes como un sueño reparador quizá no lo sea tanto; entonces, si te sientes aventurero y con ganas de experimentar, elige un periodo de dos semanas y evita tu copa de vino tinto durante ese tiempo. Presta atención a tu calidad de sueño y a cómo te sientes en la oficina. Si usas un Fitbit, o algún aparato similar, mira tus medidas de calidad de sueño promedio antes de hacer el experimento del vino. Si no ves ningún cambio, probablemente el vino está bien. Si te sientes mejor cuando no lo tomas, realmente depende de ti decidir si el cambio es lo suficientemente importante para elegir agua en la cena.

LA DIETA Y EL SUEÑO

Ahora que el café y el vino son historia, ¿qué otros elementos eliminaremos del carrito del súper que mejoren tu sueño y hagan que tus cenas sean aburridas y nada atractivas?

Bueno, en lo que respecta a la comida, la Fundación Nacional del Sueño dice que es mejor no comer nada de dos a tres horas antes de irte a dormir. Aunque no hay una investigación definitiva sobre cuánto tiempo exactamente hay que esperar entre la cena e irse a dormir, probablemente es un buen número y debería ayudarte a evitar las alteraciones del sueño por la indigestión o el reflujo gastroesofágico si se acuestan poco tiempo después de comer. Los alimentos ricos en proteínas pueden tener el efecto indeseable de mantenerte despierto toda la noche.

Si no puedes dejar de comer algo en la noche, piensa en la cena de Navidad. ¿Nunca has notado lo increíblemente somnoliento que te sientes después de la comilona? La gente siempre culpa al triptófano del pavo, pero en realidad es culpa de la bomba de carbohidratos que le mandas a tu estómago. Comer una cantidad enorme de puré de camote con avellanas, relleno, salsa de arándanos y pie de nuez crea un aumento en el azúcar de tu sangre y un incremento en los niveles de insulina que fomenta la sensación de somnolencia. En 2007, la investigación de Chin Moi Chow, de la Universidad de Sídney, mostró de manera concluyente que una comida con un índice glucémico alto, consumida cuatro horas antes de dormir, resultaba en que la persona tardaba mucho menos en quedarse dormida que en el caso de una comida con bajo índice glicémico.

Piensa en las vacaciones, cuando necesitas un refrigerio a media noche. Busca frutos secos, cereal o un plátano. Los alimentos con alto índice glicémico producen somnolencia, así que, si tienes que comer algo en la noche, ésas son buenas opciones. Otros alimentos, buenas opciones para dormir, son los que contienen una alta cantidad de melatonina, como nueces y cerezas para tarta (secas o en almíbar). Los alimentos ricos en triptófano favorecen el sueño porque el triptófano es el bloque constructor de la melatonina. Ciertas carnes de caza, como el alce y los garbanzos son ricos en triptófano. Por último, alimentos ricos en magnesio (las almendras) y calcio (la leche, el kale) favorecen la relajación y el sueño. En lo que respecta a fomentarlo, un té caliente de manzanilla o de pasionaria puede resultar útil.[7] Endulza el té con miel, que también fomenta el sueño, para un efecto mayor. Evita las proteínas que fomentan la síntesis de dopamina, un neurotransmisor que aumenta la vigilia.

Dado que no hay lineamientos claros respecto a la cantidad de estos alimentos para mejorar el sueño, por lo general recomiendo comerlos hasta que la sensación de hambre desaparezca. Tener hambre puede ser un distractor para conciliar el sueño, así que comer lo suficiente para eliminar la sensación probablemente es una buena pauta.

Como con cualquier otro producto para dormir, piensa en estos alimentos como un apoyo. Si llegas al punto de sentir que no puedes dormir sin tu taza de té de manzanilla y un plato lleno de cerezas secas, es momento de volver a poner en su sitio a estos alimentos... como una opción, no una necesidad... como el GPS de un auto rentado. Un poco de raíz de valeriana en el té de vez en cuando... ningún problema. Un puñado desesperado de píldoras de valeriana todas las noches antes de dormir... señal de alerta.

PREPÁRATE PARA DORMIR

La habitación es excelente, has decidido quién está invitado y la copa de vino que cambiaste por la posibilidad de dormir bien ha salido de tu vida. ¿Con qué podrías remplazarla? ¿Qué tal una gran rutina para irte a la cama? Piénsalo. Todos los niños del mundo tienen una rutina para acostarse:

- Cenar
- Tomar un baño de burbujas
- Secarse y ponerse la pijama
- Hacer pipí
- Meterse en la cama para que papá pueda leer tres libros, el último de los cuales es siempre el mismo
- Una rápida rascadita de espalda
- Decir: "Te quiero hasta la luna. Yo te quiero hasta el sol. Te quiero hasta el final de la galaxia"... Lo que por lo general termina con: "Te quiero hasta el infinito"[8]
- Apagar las luces

¿Por qué los niños tienen una rutina tan consistente para acostar-se pero los adultos no? No tengo la respuesta. Todo el mundo puede beneficiarse de una rutina, la que tú decidas. Las rutinas hacen que el cerebro sepa lo que le espera. ¿Recuerdas cómo se puede alterar tu cerebro cuando de pronto vuelas a Florencia, Italia?

Para una gran rutina, comienza haciendo ejercicio en la mañana. El ejercicio es bueno a cualquier hora del día, pero, si lo haces de manera consistente en la mañana, en especial a la luz del día, puede crear un efecto positivo en el sueño al momento de acostarte. El ejercicio por la mañana, idealmente en el exterior, bajo el sol que elimina la melatonina, produce un incremento de serotonina que no sólo fomenta que estés despierto y tengas buen humor, sino que, si lo haces a la misma hora todas las mañanas, realmente ayuda a que tu cerebro entienda que es el momento en que comienza el día. Si te levantas siempre a la misma hora, el cerebro es aún más capaz de planear las siguientes veinticuatro horas, incluyendo en qué momento te duermes. Consistencia... consistencia... consistencia.

Dado que el ejercicio vigoroso se reserva para las mañanas, trata de incorporar algunos ejercicios relajantes o meditación antes de acostarte. Muchos pacientes "revisan la lista". Su mente no deja de estar activa durante el día y a menudo es difícil dejar de lado la lista de pendientes en la noche. Así que prueba esto: Toma un cuaderno y, antes de acostarte, escribe lo que tienes en la mente. Practica limitar esto a un periodo de una hora por las tardes. En cualquier punto durante esa hora designada, puedes escribir en tu cuaderno lo que tienes en mente. No necesitas escribir de manera continua. Cuando termine esa hora, guarda el cuaderno. Ya no tienes permitido escribir lo que debes hacer. Ya tienes suficiente en la lista.

¡Es probable que necesites un poco de práctica! Es una práctica muy disciplinada. Algunas personas consideran útil no sólo guardar la lista, sino visualizar que ponen todas sus intenciones y obligaciones en una caja que cierran con una enorme llave. Ese tipo de visualización puede ser útil para conciliar el sueño una vez acostado.

Quienes tengan una preocupación tan grande que no pueda ser ignorada, adelante, escríbanla. No pasa nada. El peor escenario es que van a despertar, prender una luz tenue, escribirla y luchar por volver a conciliar el sueño. ¡Pero por lo menos mañana no se te va a olvidar llenar el formulario de impuestos! Un truco para estas situaciones es tener un objeto poco común (e irrompible) en tu mesita de noche. Tal vez una escultura de madera de San Elías, santo patrono del sueño.[9] Si te despiertas en la noche y piensas en algo importante, toma ese objeto y arrójalo al piso. Cuando te despiertes por la mañana y veas ahí a San Elías, te preguntarás qué está haciendo ahí y recordarás que debes comprar boletos para el concierto o lo que sea que te pasó por la mente.

SUGERENCIA DE PRODUCTO

¿Quieres convertir el proceso de callar tu mente en un videojuego futurista para tu iPhone? Muse (www.choosemuse.com) es un pequeño dispositivo de retroalimentación que se conecta a tu teléfono de manera inalámbrica. Muse detecta tus ondas cerebrales y puede convertirlas en el sonido del océano. Al usar este dispositivo, puedes "escuchar" el nivel de actividad de tu cerebro y calmarlo. Cuanto más lo calmes, más tranquilo será el sonido del océano. Con la práctica, serás capaz de callar tu mente en cuanto te acuestes.

Un componente útil de la rutina para irse a la cama es tomar una ducha caliente o, de preferencia, un baño caliente. Mientras que temperaturas más frías por lo general resultan en una mejor calidad de sueño, calentar el cuerpo vigorosamente con un baño mejora la calidad de sueño, debido al enfriamiento y la liberación de calor que sobrevienen. En consecuencia, tomar un baño caliente más o menos una hora antes de acostarte en tu cama fría y cómoda puede ser muy útil para quienes tienen dificultades para dormir. Esto es consistente con estudios recientes que señalan una relación entre sueño y temperatura mucho más fuerte de lo que solía considerarse. Dichos estudios demuestran lo relativamente pequeños que son los cambios en la temperatura del entorno, y conducen a bajar la temperatura corporal, lo cual a menudo trae consigo un mejor sueño.

Anécdota graciosa: Cuando mi hijo era pequeño, se raspó la rodilla en un scooter. Aunque la herida no fue grave, necesitaron curársela y él no estaba para nada interesado en el tratamiento. Las conversaciones sobre la gangrena y la pérdida de extremidades no tuvieron ningún efecto en él, así que decidí atacar en secreto con la mejor opción. Cuando llegó la hora del baño (en su rutina perfecta para acostarse), sugerí que nos bañáramos juntos y jugáramos a los piratas de Playmobil. Estaba muy emocionado y, antes de darme cuenta, estábamos en la tina sumergiendo a los bucaneros de plástico. Mientras yo trabajaba en un plan para limpiar la rodilla ensangrentada y con costra, mi hijo me pasaba las peores figuras y las espadas rotas y se quedaba con los mejores piratas y barcos. Cuando comenzó la guerra por el cofre del tesoro, ataqué su flota con una figura que tenía en la mano izquierda mientas con la derecha salpicaba agua y jabón a su rodilla. Aunque perdí por mucho la batalla de piratas, sin lugar a dudas gané la batalla de la rodilla. Pero tuve que hacerlo todas las noches porque nunca cambió de parecer respecto a lavarse la herida luego de un día de juegos.

Toda esa semana, me dormí tan temprano que mi esposa me preguntó qué me pasaba. No tenía idea. ¡Me tomó varios días darme cuenta de que mi somnolencia probablemente se relacionaba con el baño caliente que tomaba!

Con todo esto en mente, la rutina para irse a la cama de un adulto podría verse más o menos así:

- Hacer ejercicio en la mañana, de preferencia cuando haya mucha luz.
- Desayunar siempre a la misma hora y consumir proteínas para fomentar el estado de vigilia.
- Comer siempre a la misma hora.
- Terminar de cenar por lo menos tres horas antes de acostarse. Si comes un refrigerio después de la cena, que sea un puñado de nueces o un poco de frutos secos. No demasiado.

- Reduce la iluminación del entorno más o menos a la hora en que se pone el sol. Apaga las luces o usa interruptores que permiten regular la intensidad.
- Pasa una hora después de la cena escribiendo tu lista de pendientes. Guárdala después de sesenta minutos.
- Lávate los dientes.
- Toma un baño caliente.
- Haz un poco de ejercicio ligero o medita. Respira profundo.
- Lee un libro impreso hasta que te dé sueño.
- Apaga la luz y acurrúcate en una habitación de entorno fresco.

Último consejo: Has escuchado la frase: "Si te toma más de veinte minutos quedarte dormido, levántate y haz alguna actividad tranquila hasta que te dé sueño". No tengo ningún problema con este consejo, pero sí algunas sugerencias:

1. Olvida la regla de los veinte minutos. Es un número arbitrario. Podrían haber sido dieciséis. Lo que no me gusta de este consejo es que pone a la persona, que ya de por sí tiene dificultades, bajo nueva presión. "Más me vale dormirme en veinte minutos o…" ¿A quién le importa si duermes en los siguientes veinte minutos? Si es así, ¡bien por ti! Si no, también. En vez de fijar un tiempo arbitrario como éste, sólo presta atención a tu cuerpo. Si tras un rato en la cama no sientes que te vayas a dormir muy pronto, levántate.

2. Pero no te pares si no quieres. Si sigues tratando de conciliar el sueño, aunque te dije que no lo hicieras, y esto te estresa, está bien salir de la cama. Si no te molesta demasiado la situación, te recomiendo quedarte acostado y descansar. Planea tus vacaciones de ensueño. Planea una cita sorpresa para tu pareja o un regalo bien pensado para algún compañero de trabajo. Es importante recordar que descansar, incluso sin dormir, también hace bien. No desperdicias tu tiempo si te quedas acostado sin dormir.

3. Si esto de los veinte minutos sucede con mucha frecuencia, escucha a tu cuerpo. Te acuestas demasiado temprano. Hazlo un poco más tarde.

Se han dedicado libros enteros a los contenidos de este capítulo. No quiero insistir demasiado en la higiene del sueño, es como un reno de Santa Claus: parte integral de toda la operación del trineo de santa, pero no es el punto medular ni la pieza más importante del rompecabezas.

- - - - - - - - - - - - - - - - -
REPASO DEL CAPÍTULO 8

1. Haz que tu habitación sea oscura. Sumamente oscura.
2. Gasta tanto dinero en tu nueva ropa de cama y en los muebles de tu dormitorio que no te sobre nada para nicotina ni cafeína.
3. Cómprale a tu cónyuge un regalo especial, luego, sácalo de tu cuarto hasta que sus propios problemas para dormir estén resueltos.
4. Desarrolla una rutina para dormir. Siéntete libre de incorporar cuentos de hadas. También sirven para los adultos.

De corazón espero que tu problema para dormir se arregle con una simple eliminación de cafeína y quitando toda la luz de tu habitación, pero no importa si no es así. Los problemas para dormir por lo general son más necios y están profundamente arraigados. Sigue leyendo y comienza a comprender cómo lidiar con tu insomnio en un nivel más alto.

9

Insomnio

AUNQUE NO HE DORMIDO EN SIGLOS, POR EXTRAÑO QUE PAREZCA, SIGO VIVO

De verdad espero que no te hayas saltado todo el trabajo que invertí en escribir este libro para pasar directo al insomnio. Si así fue, realmente te recomiendo que te regreses y leas todo. Es importante. Vamos, no es largo y, dado lo poco que dices que duermes, enfrentémoslo, tienes tiempo. No te preocupes. No me voy a mover de aquí.

Hay algo importante que debemos reconocer en lo que respecta al diagnóstico del insomnio. Para la mayoría, tú, el paciente, estás a cargo de todo. Reflexiónalo. El diagnóstico lo hace el paciente, no el médico. En otras palabras, él decide si padece o no la enfermedad… no el médico luego de llevar a cabo el examen. Tampoco los resultados de un análisis de sangre ni una resonancia magnética. Le corresponde al paciente.

> **"Buenos días, doctor. Padezco un insomnio horrible y no duermo."**

Rápido: nombra una enfermedad en que el paciente controle el cien por ciento del diagnóstico.[1] Imagina lo que pasaría si llegara al consultorio y dijera: "Me duele el pecho. Estoy teniendo un infarto. Por favor, colóqueme un stent". O quizá: "Siento hinchado el abdomen. Sin lugar a dudas estoy embarazada".

Esta falta de evaluación objetiva con frecuencia hace que el tratamiento del insomnio empiece con el pie izquierdo. Imagina un paciente que siente que no ha dormido mucho, pero en realidad sí duerme. (¿Recuerdas la percepción errónea del sueño en el capítulo 6?) Si el paciente controla el diagnóstico y usa el lenguaje para definirlo ("No puedo dormir"), ¿qué tan efectivas resultarán las pastillas para dormir si el paciente en realidad sí duerme?

Entonces, si el insomnio no es "no dormir", ¿qué es? Muy fácil. No te gusta cómo duermes. Se vale que no te guste cómo duermes a pesar de hacerlo. Quizá no te guste tu trabajo, sin embargo, vas todos los días. Está bien que un médico ayude a un paciente a entender que su insomnio no viene de la falta de sueño. El médico simplemente redefine el problema. Esta redefinición *nunca* debe pasar por alto al paciente o al problema. Es tan importante que lo voy a decir de una manera ligeramente distinta:

Saber que un paciente que no puede dormir en realidad sí duerme no es lo mismo que considerar que el paciente no tiene un problema o no necesita tratamiento.

El concepto de "percepción errónea del sueño" (o insomnio paradójico) no es una excusa para no tratar al paciente. Es una mera herramienta para proporcionar un mejor modo de definir y tratar el problema para dormir. Este paciente busca ayuda o compra un libro por una razón. En el caso del insomnio, el paciente necesita ayuda para descubrir exactamente por qué no se siente bien.

Consideremos el término 'insomnio'. Antes de darte mi definición, permíteme compartir contigo la manera en que la mayoría de las personas definen el insomnio:

"Es cuando alguien no puede dormir."

¡Mal! Ya dejamos en claro que todo mundo duerme, a veces. Una mejor definición incluye dos elementos clave:

1. Un individuo no satisfecho con la calidad de su sueño habitual, digamos dos a tres veces por semana durante más de tres meses. Esas líneas en la arena son arbitrarias. Si tienes dificultades para dormir una vez al mes y realmente te molesta, entonces tienes insomnio y te vamos a ayudar. Te recordaría que no dormir bien de vez en cuando está bien. Es parte de la naturaleza humana, por así decirlo. Cortamos con nuestras novias. Nuestros conejos de mascota mueren de manera inesperada. Los mejores mariscales de campo del futbol tienen un mal desempeño alguna vez. Para decirlo sin rodeos: a veces pasan cosas malas. Si esas dificultades suceden más de lo tolerable, estás a medio camino de padecer insomnio.

2. Un individuo a quien le importa mucho. Tener dificultades para dormir de vez en cuando no es insomnio. Para que de verdad lo tengas, esa dificultad de verdad te tiene que molestar y alterar… mucho. En un estudio muy interesante realizado en 2012 se demostró que los pacientes con insomnio recuerdan más las noches malas que las buenas. Esta memoria selectiva a menudo entra en juego cuando pregunto a un paciente cómo ha dormido desde su última visita dos meses atrás. "Terrible", responde. Pero, luego de revisar sus diarios de sueño, veo que hay más noches buenas que malas. Para algunos pacientes con insomnio, es casi como si las noches buenas nunca llegaran. Para quienes duermen de manera saludable, lo opuesto es cierto. Le prestan poca o ninguna atención a la noche o dos que durmieron mal.

Creo que las percepciones erróneas les suceden a algunas personas porque no conciliar el sueño es intolerablemente frustrante. Incluso pueden llegar a describirlo como "aterrador". No poder conciliar el sueño las hace tan ansiosas que no se pueden dormir y se terminan sintiendo tan desamparadas (a pesar de que es su propia reacción a no dormir la que está ocasionando su problema) que realmente se asustan. Le sucede mucho a la gente. Lo entiendo. La fuerza de ese miedo es parte de la razón por la que es tan importante que la gente se dé cuenta de que sí duerme. Pero también pienso que es parte de la razón por la que esos pacientes no toman en cuenta las noches que duermen bien. Se enfocan en un gatito que juega con una bola de estambre, pero ellos lo perciben como un tigre.

Si unimos todo esto, creamos una definición de insomnio que sea simple y completa. El insomnio no ocurre cuando un individuo no puede dormir. La verdadera definición de insomnio consiste de dos componentes:

1. Una persona que no duerme *cuando quiere dormir*.
2. A la persona le importa, y por lo general le importa mucho, no dormir, ya sea que lo admita o no.

Examinemos el número 1. Hay muchas maneras en que las personas pueden no dormir cuando quieren. Por ejemplo, el insomnio de inicio del sueño es cuando un individuo tiene dificultades para conciliarlo. La mayoría considera que tardar media hora o más en conciliar el sueño cumple con el criterio para considerarlo insomnio. Yo pienso que cualquier cantidad de tiempo, si es frustrante, cumple.

Otras personas luchan por mantenerse dormidas. En el insomnio de mantenimiento del sueño la persona puede quedarse dormida rápidamente, pero luego se despierta varias veces durante la noche y tarda en volver a dormir. Por lo general, los pacientes que padecen insomnio de inicio del sueño se consideraban ansiosos, mientras los que luchaban por mantener su sueño o se despertaban demasiado temprano se consideraban deprimidos. La mayoría de los expertos ya no se adhieren a esta idea. En realidad, una buena manera de pensar es la siguiente:

Padece insomnio cualquiera que duerma de modo poco eficiente, lo cual significa que, si dividimos el tiempo que duermen entre el tiempo que pasan acostados en la cama, obtenemos una cifra baja, digamos de menos de 75 u 80 por ciento.

Ahora veamos el componente 2 y cómo reaccionan los individuos ante la dificultad de dormir. Cuando me acuesto, casi siempre me duermo de inmediato… no siempre, pero sí a menudo. En las noches en que me meto a la cama, apago la luz y no me duermo de inmediato, la verdad no me importa. No le tengo miedo a la situación. No pienso que vaya a tener mayores consecuencias en mi vida. Dudo que vaya a ocurrir dos noches seguidas. A veces me reto a ver si puedo quedarme tranquilo en la cama toda la noche sin dormir. Pienso en cosas divertidas para el fin de semana, en mi familia, en que una chef profesional me prepare una cena italiana maravillosa y en otras cosas. Nunca he podido hacerlo durante toda la noche, pero, aunque así fuera, o aunque sea tu caso, recuerda que descansar es benéfico. En 2005, el neurocientífico Gilberte Hofer-Tinguely demostró que descansar sin dormir mejoraba el desempeño cognitivo. Descansar no es tiempo perdido; de hecho, un estudio realizado en 2009 reveló que, para algunas tareas cognitivas, los beneficios de descansar no se pueden distinguir de los de dormir. Así que no te preocupes demasiado si te metes a la cama y no duermes de inmediato o si despiertas durante la noche y tardas en conciliar de nuevo el sueño.

Antes de continuar, quiero aprovechar este momento para recordarte que, aunque soy un neurólogo certificado y tengo dos diplomas como especialista en el sueño, no soy un médico del sueño convencional. He trabajado en el tema del sueño lo suficiente para entender que a veces pensar de modo convencional no es lo mejor. Creo que la mayoría de los médicos "buenos" piensan así. No hay dos pacientes iguales, ¿por qué ponerlos en cajas rígidas?

Mis ideas sobre el insomnio no siempre son convencionales.[2] No me parece que el modo en que la medicina del sueño organiza y lidia con el insomnio sea muy útil, aunque está mejorando. Solíamos dividirlo en un millón de subcategorías: con higiene del sueño inadecuada, con percepción errónea del sueño, de personas con enfermedades crónicas. Y la lista seguía. Me parece que esas divisiones son inútiles para tratar a los pacientes porque a menudo muestran elementos de diversos subtipos de insomnio. Actualmente, la Academia Norteamericana de Medicina del sueño usa un sistema de clasificación más útil: insomnio de corto plazo, crónico y otro; esta categoría de "otro" se aplica a la gente que no decide todavía si su insomnio es de corto plazo o crónico.

Aunque es un paso inmenso en la dirección adecuada, creo que puede hacerse aún mejor. En este libro, dejaremos de lado la categoría "otro" y nos enfocaremos en el insomnio a corto plazo o en el crónico. Sin embargo, para mí, las clasificaciones que distinguen el insomnio agudo, o de corto plazo, del crónico, también resultan útiles. Prácticamente todas las personas experimentan el agudo de vez en cuando. Es como la comezón. Seguro, la comezón es una experiencia desagradable, pero a todos nos da de repente alguna vez. Nos rascamos y seguimos con nuestra vida. Si la comezón persiste y no se va, entonces se vuelve crónica, indagamos sus causas. Lo mismo pasa con el insomnio. Así que, para este libro, vamos a clasificar el insomnio de manera distinta. He creado las etiquetas "insomnio simple" e "insomnio difícil".

INSOMNIO SIMPLE

Los seres humanos se preocupan y estresan por muchas cosas, incluso por asuntos triviales como que los glaciares se derritan y haya escasez de agua. Esas preocupaciones, y otras más, en ocasiones conducen a dormir mal. Considero que una o dos noches con problemas para dormir es normal. ¿A quién le importa? Si es el caso, ¿por qué tenemos un diagnóstico titulado "insomnio simple"?

En mi opinión, la razón más importante para crear la categoría de insomnio simple es reforzar la idea de que es sólo eso. Simple. Incluso inofensivo. Lo más probable es que la causa te mire a los ojos. Incluí esta sección en el libro para que la gente que desarrolla insomnio simple lo reconozca pronto y lo atienda antes de que se convierta en difícil de tratar. "Simple" también implica optimismo. Lo puedes resolver fácilmente.

Para mí, la clave para el insomnio simple es hacer un inventario completo de sus causas para ver qué factores podrían contribuir a tu problema y luego hacer que desaparezcan. Hay muchas causas para el insomnio simple. Miles de artículos revisan a conciencia las posibles causas de no dormir. Yo estaría dispuesto a apostar cualquier cosa a que, para quienes padecen insomnio, este contenido no es relevante para su situación y para los elementos que han considerado y con los cuales han lidiado. Ahora que llegaste hasta este punto del libro, sé que tú, lector, sabes bien que el alcohol es dañino para el sueño. Has probado con melatonina. Tienes una rutina consistente para dormir. Y, no obstante, tus problemas persisten. En otras palabras, seguiste todos los consejos del capítulo 8. Así que, ¿por qué aún tienes problemas?

ANSIEDAD

Una y otra vez la ansiedad emerge como la causa número uno del insomnio. ¿No me crees? Ve y consulta un blog de insomnio. Ahora algún blog para personas que luchan con alguna enfermedad tropical rara y mortal. ¿Qué grupo te parece más ansioso respecto a su enfermedad?

Charles Morin, experto en insomnio, tiene la teoría de que la gente con tendencia a padecer ansiedad ligera tiene más probabilidades de padecer insomnio. Están *predispuestas*, por usar su palabra. Ser tipo A tiene sus ventajas, pero también tienen problemas para dormir. Sus mentes se asemejan a hámsteres en una rueda que no se detiene. En uno de esos blogs de insomnio, la gente que dejaba comentarios usó la palabra "mente" más de tres veces.

"Mantener la mente alerta."

"Callar la mente."

"La raíz de todo está en la mente que se distrae."

"Relajar realmente mi mente."

"Tener conciencia mental no es fácil."

"La mente trabaja en exceso."

"Necesito que mi mente esté concentrada."

"Apagar mi mente."

"Clínica de reducción del sueño para la mente consciente."

"Mente sobre ánimo."

"Estado mental propenso a la ansiedad."

"Ejercer la mente consciente."

"Sin lugar a dudas, una mente consciente es el componente clave."

"No puedo dormir porque mi mente no para."

¿Qué es una mente que no para? Intenta buscar en Google "mente que no para" o "pensamientos que no paran" y ve lo que sale. Palabras como "trastorno bipolar", "manía", "OCD" y "ansiedad" están en todas partes. Mira, no estoy diciendo que, como tienes problemas para dormir, eres bipolar, sólo que te abras a la posibilidad de que podría haber algunos problemas de ansiedad merodeando en tu habitación.

Hasta cierto punto, dormir es una habilidad. Todos comemos, pero algunos pueden engullir cuarenta y tres hot dogs en diez minutos. Esos individuos toman una actividad que todos llevamos a cabo y, con entrenamiento, la llevan a un nivel superior, nauseabundo. Como en todo lo demás, podemos tener un enfoque similar para nuestro sueño. Podemos aprender a ser buenos durmiendo.

A menudo, nuestra mente es un obstáculo en lo que respecta al sueño. Cuanto más nos preocupamos por dormir, más difícil se vuelve conciliar el sueño. Cuando Tiger Woods era joven, su padre Earl trataba de asustarlo entre una toma y otra o creaba situaciones de presión inflada para acostumbrarlo a circunstancias estresantes y cultivar la habilidad de bloquear las distracciones y enfocarse en su tarea. No me cabe duda de que la habilidad involucrada en conciliar el sueño cuando estás a punto de dormir es mucho más fácil que comerte otro hot dog gigante en un torneo con miles de contrincantes. Como dijo el experto en rodeo Donnie Gray una vez, cuando estaba hablando sobre montar un toro de una tonelada: "Hay distintos niveles de presión". Pero, honestamente, para quienes padecen insomnio, la presión por dormir puede parecer tan amenazante como comer cuarenta y tres hot dogs o montar un toro.

Cuando un individuo tiene problemas para dormir por más de tres a seis meses, se presentan cambios en la psique de ese individuo. Irse a la cama, una actividad relativamente benigna, comienza a ser una tarea muy negativa. Horas antes de acostarse, el miedo a no dormir se deja sentir. La persona comienza a preguntarse si tiene suficientes pastillas. Envidian la capacidad de su pareja para dormirse rápidamente. La frustración aparece conforme la persona da vueltas y vueltas buscando dormir. Para algunas personas que padecen insomnio crónico, el suceso que condujo al insomnio se vuelve irrelevante. Muchas personas pasan por un periodo de dormir mal durante un divorcio. Pensar que eso arruinó tu sueño en los últimos diez años es ridículo. Tengo pacientes que me dicen todo el tiempo que sus años de insomnio fueron ocasionados por la pérdida de un trabajo en el pasado lejano. Pero, si de verdad sucedió así, entonces no es cierto.

Para entender por qué, es útil saber cómo se presenta el insomnio. A menudo a los pacientes les suceden cosas como un divorcio o pérdida del empleo, lo cual ocasiona un incremento repentino en la ansiedad y un cambio en su calidad de sueño. Algunos salen delante de estas situaciones difíciles y duermen bien después de un breve periodo de problemas para dormir. En otras palabras, los tienen porque se preocupan por ellos.

Las personas que padecen insomnio a menudo se presionan para dormir por la noche. Muchas se preocupan de que "si no se duermen temprano" su productividad laboral se verá afectada o se sentirán muy mal durante el día. La ansiedad respecto a las consecuencias de no dormir se convierte en miedo y, antes de que pase mucho tiempo, entran en un estado de vigilancia tal que se alejan de la posibilidad de conciliar el sueño.

Sin embargo, dormir mal es mucho más peligroso en tu mente que en la vida real. He pasado muchas noches en vela trabajando en proyectos de investigación, calculando mis impuestos o haciendo alguna tarea mejor. Me he despertado antes de que salga el sol para ir a hacer ejercicio. ¿Me siento genial al día siguiente? No. ¿Puedo salir adelante ese día y ser productivo? Claro. Sólo no te metas en una fila ese día porque te golpeo. Los pacientes que padecen insomnio a menudo usan palabras como "disfuncional" para describir lo que les sucede si no duermen bien toda la noche.[3] Sólo porque dormiste poco o nada la noche anterior no significa que no puedas hacer nada al día siguiente. No estoy diciendo que tu día será miel sobre hojuelas. Pero no creo que termines siendo realmente disfuncional.

PROBLEMAS MÉDICOS

Las enfermedades y los medicamentos para tratarlas también ocasionan insomnio. Esas enfermedades incluyen alteraciones físicas, que con frecuencia implican dolor, y problemas psicológicos como ansiedad aguda y trastorno bipolar. Los medicamentos para las personas con estas enfermedades pueden ser una causa independiente de insomnio. Algunos comunes son esteroideos, antidepresivos y medicamentos para las alergias.

Con los problemas médicos, es importante entender la diferencia entre insomnio primario y secundario. El primario incluye alteraciones del sueño sin una causa obvia. El secundario es una alteración del sueño con causa definible. Por ejemplo, imagina un paciente que sufre mucho dolor en la pierna. Puede tener dificultades para conciliar el sueño por el terrible dolor en el tobillo. ¿Es éste realmente un problema del sueño? En mi opinión, si un individuo llega a mi clínica con una trampa para oso clavada en el tobillo, yo lo consideraría un problema que tiene que ver más con el dolor que un problema del sueño.

TERAPIA COGNITIVO-CONDUCTUAL

El estrés y la ansiedad están en todas partes. Una parte la puedes controlar (terminar una relación que no es saludable, dejar de irle a un equipo que siempre pierde) y otra no. Identificar y manejar el estrés, la definición misma de la terapia cognitiva conductual es un paso importante hacia el mejoramiento de tu insomnio.

Para algunos, el insomnio y la ansiedad están tan unidos y son tan crónicos que se requiere de un enfoque más específico. Es la razón principal por la que un extenso metaanálisis publicado en *Anales de Medicina Interna* en 2015 demostró que la terapia cognitivo-conductual era un tratamiento muy efectivo para el insomnio, porque aborda creencias equivocadas, ansiedad y malos hábitos medulares para la enfermedad. En mi opinión, ninguna otra terapia se acerca.

Hay incontables libros que se enfocan sólo en el tema de la terapia cognitivo-conductual. No voy a cometer el error de resumir en qué consiste en unas cuantas páginas, pero vale la pena tocar los puntos clave, muchos de los cuales es probable que ya conozcas.

¿Qué es la terapia cognitivo-conductual?

Básicamente, la TCC implica una aproximación al insomnio, y a otros trastornos psicológicos,[4] que incluye cambiar tu manera de dormir al cavar más profundo en los mecanismos y comportamientos que podrían conducir al insomnio o empeorarlo. La terapia cognitivo-conductual puede aplicarse a muchas cosas: miedo a volar, ansiedad generada por los exámenes, cualquier miedo irracional pero que te debilita. Cuando la TCC se emplea específicamente para el insomnio, a veces se le denomina TCC-I.

Hay varios componentes o técnicas que entran en el paraguas de la TCC-I, y cada uno está diseñado para ayudar con la habilidad de conciliar el sueño.

- **Una buena educación sobre el sueño:** Este componente no siempre se menciona cuando se habla de TCC-I, pero, en mi opinión, es esencial. Los pacientes necesitan entender la ciencia del sueño, lo que es real y lo teóricamente imposible. Si un paciente me dice que se puede parar frente al sol y fotosintetizar la comida como un girasol, no vamos a llegar muy lejos hasta entender que, en lo que respecta a la ciencia, eso es imposible. En términos de la TCC-I, el objetivo de este libro es educarte sobre el sueño en general de modo que entiendas mejor tus patrones de sueño. Bienvenido a la TCC-I. ¡Ya comenzaste y ni siquiera lo sabías!

- **Una buena higiene del sueño:** Ya sabes todo lo que hay que saber al respecto y tienes una recámara cómoda, almohadas mullidas y una pijama confortable.

- **Control de estímulos:** Es una manera muy formal de decir que la cama es para dormir y nada más. Esto incluye, pero no se limita, a estudiar, trabajar, calcular tus impuestos en la cama o incluso hacer tu crucigrama del *New York Times* en ella. ¡Ya lo sabías! Vaya, esta sección está resultando una pérdida de tiempo. Sabes demasiado. Además, el control de estímulos indica que tu habitación invite lo más posible a dormir y te acuestes sólo cuando tengas sueño.

- **Restricciones de sueño:** Básicamente, calcula cuánto necesitas dormir y concédete ese tiempo en la cama. Si te parece que siempre tardas demasiado en conciliar el sueño, deja de pasar tanto tiempo en la cama. Seré honesto. Creo que "restricción del sueño" es un mal término. En realidad debería ser "restricción del tiempo que pasamos en la cama sin dormir". En fin... nunca nadie me pide mi opinión antes de ponerle nombre a las cosas. La restricción de sueño es tan importante y malentendida que le di su propia sección.

■ **Entrenamiento para relajarte:** ¿Recuerdas mi definición de insomnio, en específico la parte 2? Tienen que importarte los efectos del insomnio para que rija tu vida. Para mí es fácil decir a los pacientes que se relajen, pero, a menudo, a la gente le resulta difícil hacerlo. Estas técnicas se emplean para ayudarlos a relajarse por las noches. Empieza con los dedos de tus pies. Estíralos y siente cómo se relajan. Ahora sigue con las pantorrillas. ¿Alguna vez has hecho esto? Poco a poco vas subiendo por tu cuerpo completo, pasando por cada una de sus partes, relajándote y respirando profundo. Esta técnica es excelente porque no sólo los ayuda a relajarse, sino que da a su cerebro un plan para irse a la cama sin dormirse de inmediato. En otras palabras, el viejo plan de "me meto a la cama y me siento fatal mientras *intento* dormirme" es remplazado por "me meto en la cama para descansar y hago mi relajación". Recuerda: nunca *intentes* dormir.

■ **Terapia cognitiva:** Es el ingrediente clave. Si la TTC-I fuera sopa de fideo, la terapia cognitiva sería el fideo. Este aspecto de la terapia es abordado al eliminar o modificar las creencias irracionales o poco útiles de un paciente respecto a dormir. "Cuando no duermo, no puedo funcionar".[5] La terapia cognitiva diría: "Te despertaste, diste tus clases a tus alumnos de tercero de primaria, fuiste al súper y, aunque no lograste ir al gimnasio, tu día no fue *disfuncional*". Esta terapia también ayuda a los pacientes a preocuparse menos. El insomnio sin preocupación es como Gollum sin su preciado anillo: débil, patético y sin poder alguno. (En el siguiente capítulo hablaremos sobre restructuración cognitiva).

ÚLTIMAS IDEAS ANTES DE PASAR AL INSOMNIO DIFÍCIL

Espero que este libro te ayude tanto a entender mejor tu sueño como a descubrir soluciones a tus problemas. Aunque no de la manera tradicional, este libro fue escrito con un ojo puesto en la TCC-I. A pesar de mi cuidadosa planeación, por desgracia, algunas personas no encontrarán aquí soluciones rápidas para su insomnio. Es un hecho. Los médicos somos humanos. Los recursos médicos son limitados y algunas personas, sin importar lo que suceda, sienten que no pueden dormir de vez en cuando. Una herramienta increíblemente poderosa en tu lucha contra las alteraciones del sueño es la aceptación. Acepta tu sueño como es, optimiza lo que puedas y sigue adelante con tu vida.

He atendido a miles de pacientes con problemas para dormir e insomnio. En mi experiencia, la alteración es tan debilitante como la persona elige que sea. Permíteme explicar a qué me refiero.

Visita cualquier hospital universitario por la noche. De hecho, regresemos veinte años en el tiempo, cuando no había restricciones de horarios laborales. Habla con un médico que estuvo de guardia ahí. Recuerdo que durante mi residencia prácticamente no dormía nada estando de guardia. Ésa era la norma. Los residentes pasaban sin dormir o durmiendo muy poco una de cada dos noches durante meses, tal vez años. Analiza su nivel de funcionamiento. Era realmente alto. Esos individuos hacían cirugías, inyectaban columnas, ponían agujas en el cuello de sus pacientes. ¿Muy funcionales? Sin duda alguna. ¿Somnolientos? Por supuesto. Pero el punto clave es el siguiente:

A pesar de niveles extremos de somnolencia y privación del sueño, esos individuos funcionaban sorprendentemente bien.

Entonces, ¿por qué los pacientes con insomnio, que a menudo no muestran prácticamente ninguna señal de somnolencia, se preocupan tanto por la discapacidad debida a su alteración del sueño? Tal vez porque es una elección. Si este libro te ayuda a mejorar tu sueño, entonces habré tenido éxito.

Si no, amable lector, sinceramente espero que adoptes la decisión de que, mientras trabajas en mejorar tu sueño, tus problemas para dormir no arruinarán tu vida. Decide que te vas a sentir excelente mañana a pesar de cómo duermas esta noche. Y, si no duermes muy bien que digamos, piensa que mañana lo resolverás.

No hagas que tus problemas para dormir definan tu vida. La hora o dos que tardas en dormirte no es algo tan grave. Estás en la comodidad de tu cama, lejos del estrés del día, estirado y relajado. ¿Es acaso una situación que debes temer y por la que te debes alterar? No permitas que este pequeño problema te lleve por el oscuro camino del insomnio difícil.

La ecuación del insomnio

He creado un algoritmo para predecir cuánto tiempo te tomará resolver tu problema de insomnio.

$$\frac{1 + (\text{años de insomnio}) + (\text{pastillas para dormir})}{(\text{horas que duermes/noche}) \times (\text{puntaje de Epworth})} = \text{meses que te tomará mejorar}$$

Años de insomnio: El número de años que lo has padecido

Pastillas para dormir: Cuántas marcas probaste

Horas de sueño/noche: Cuántas en promedio duermes cada noche

Puntaje de Epworth: Pon tu puntaje de Epworth usando la información del capítulo 3.

Nota: Si tu puntaje produce "error" o "no se puede dividir entre cero", no has leído este libro completo porque sigues pensando que duermes 0 horas por noche, o bien, a pesar de tu incapacidad para dormir, no sientes absolutamente ninguna somnolencia. En ese caso, yo estoy más adormilado que tú... Tú deberías ayudarme a mí, no yo a ti.

REPASO DEL CAPÍTULO 9

3. La ansiedad y el estrés son componentes clave del insomnio. Acepta que desempeñan un papel en tus alteraciones del sueño. Trabaja para minimizarlos.

4. Es esencial analizar con honestidad los factores que contribuyen a tus problemas de sueño y desarrollar un plan para mejorarlos. Enlista la ayuda de otros. Mantente abierto a sus percepciones.

5. Desarrolla un plan de TCC-I y, si no puedes hacerlo solo, hay muchos especialistas en este tipo de terapia para ayudarte.

¿Calculaste tu puntaje del ejercicio del capítulo 9? Prepárate. Arreglar el problema toma tiempo y, cuanto más tiempo haya echado raíces en tu mente, más tomará extirparlo. Tranquilízate... lo denominé "insomnio difícil" no insomnio "imposible" por una razón.

10

Insomnio difícil

POR FAVOR NO ME ODIES CUANDO LEAS ESTO

Hace poco vi un programa de medicina y salió una mujer que decía que no pudo dormir en veinte años. No dormir desde 1995 es muchísimo tiempo. La especialista en el sueño del programa, resplandeciente en su bata blanca, sonrió y le dio su solución a la agobiada mujer: tuvo la suerte de que la experta fuera lo suficientemente amable para darle dos perlas de sabiduría sobre el sueño, tan preciosas y poderosas, que seguro la mujer durmió como los ángeles esa noche. Y, como un curandero que le dice a un miembro de su congregación que se levante y olvide su silla de ruedas, pronunció las siguientes palabras:

1. Busca el instructivo más aburrido que encuentres y léelo en la cama.
2. Gira tu cuerpo 180 grados para que tu cabeza quede en la piecera de la cama y tus pies en la cabecera.

Un par de cosas.

Primero, si estos consejos son lo único que se necesita para que la pobre mujer resuelva sus problemas, me cambio de carrera de inmediato. A juzgar por la manera en que la mujer la miró, es probable que sus problemas para dormir fueran directo al año veintiuno.

¿A quién queremos engañar aquí? Esos consejos para combatir el insomnio son demasiado sencillos para dárselos a una mujer que padece insomnio difícil. Estamos luchando contra el invencible Hulk con una resortera.

En segundo lugar, ¿cómo resolver el problema para dormir de esta persona cuando sabemos tan poco sobre ella? Escribí este libro con la intención de que pudiera darle a mis pacientes... una extensión de nuestra visita clínica. Aunque un consejo como "coloca la cabeza en la piecera de la cama" es completamente inofensivo, creo que la mayoría de los médicos estarían de acuerdo en que un consejo así tendría muy pocas posibilidades de funcionar en una paciente con insomnio difícil. Podría pintar su cuarto de azul frío, que se considera relajante. Pero la única manera en que un bote de pintura ayudará a dormir a esa mujer es si inhala sus vapores por un rato y se desmaya en la cama. Consejos como éstos están bien, pero, dentro de la población de individuos que no pueden dormir, creo que ese tipo de soluciones francamente son insultantes y predisponen a los pacientes a más fracaso, algo que no necesitan por ningún motivo.

El insomnio difícil definitivamente merece su propio capítulo e incluso hasta su propio libro. Es una bestia desalmada que chupa toda la esperanza y la felicidad de la vida de un individuo. Está bien, no es *tan* malo, pero si hablas con una persona que lucha con él, aprenderás que puede ser muy complicado.

En general, el insomnio es algo interesante. Para la mayoría, es un síntoma, no una enfermedad. En otras palabras, no existe algo que se denomine "síndrome de la garganta irritada". Si tienes la garganta irritada, hay una infección, una faringitis viral o gritaste toda la noche en un concierto de Justin Bieber. Esto no impide que los pacientes hablen del insomnio como de algo heredado, como cuando un diente te falta de adulto. Yo sigo con una muela de leche. Si llevas tu ejemplar a una firma de libros, te lo enseñaré. ¿Quieres saber por qué lo tengo? Pregúntale a mi mamá sobre sus dientes. Creo que ella tiene tres de leche. A ella le debo quedarme con un diente primario y no tener secundario.

El insomnio no funciona de ese modo. No existe un gen del insomnio, pero hay factores genéticos que desempeñan un papel en que una persona desarrolle dificultades para dormir. En otras palabras, no hay un gen responsable de encestar en el basquetbol, pero uno que influya en la estatura podría tener una fuerte correlación con la capacidad de encestar. ¿Significa que las personas bajitas no pueden encestar? No necesariamente. Esas pequeñeces se perdieron un poco en los medios cuando la investigación dedicada al "gen del insomnio", realizada por Eus Van Someren, holandés, estuvo disponible en Internet. Prepárate para lo que viene.

¡Extra! ¡Extra! Lee todo sobre el estudio que prácticamente afirmó que esos individuos sí duermen… de hecho, duermen bastante. Sin embargo, su sueño a menudo es fragmentado, lo cual, una vez más, es muy distinto a no dormir.

Estoy totalmente abierto a la idea de que algunos individuos poseen una programación genética que podría influir en sus posibilidades de dormir. Sin embargo, también estoy abierto a la idea de que un individuo se puede programar sin que tenga nada que ver con su genética. Imagínate un niño que todas las mañanas escucha a su madre quejarse porque no durmió y se siente fatal. Mientras desayuna su cereal, podría pensar que sea lo que sea que le sucede a su mamá, le podría pasar a él en las pocas noches en que duerme mal. Entonces, ¿existe un gen del insomnio? Mi respuesta es que no es para nada como los genes responsables del color de ojos y de la capacidad de hacer taquito la lengua. ¿Es probable que algunas personas sean más resistentes al insomnio con base en sus genes? Por supuesto.

Debido a esos factores, a menudo decimos que el insomnio es primario o secundario. Esto lo abordamos en el último capítulo, ¿recuerdas? El insomnio secundario se presenta cuando es el resultado de alguna otra enfermedad o factor. El dolor crónico es común. Digamos que tienes un dolor semejante a un rayo que baja por la parte de atrás de tu pierna, desde la nalga hasta la punta del pie. Ese dolor de ciática quema terriblemente durante la noche, lo cual te dificulta conciliar el sueño. En realidad no tienes un problema para dormir, sino un dolor que te dificulta dormir.

No obstante, la causa del insomnio difícil puede ser difícil de identificar o, en algunos casos, aparentemente imposible. A menudo nos referimos a esto como insomnio primario: no tiene una causa clara. Aquí el insomnio puede convertirse en una enfermedad muy oscura y deprimente.

Les advierto, queridos lectores, que a muchos de ustedes no les va a gustar lo que voy a decir. De hecho, si tomaron este libro en sus manos y fueron directo a esta sección, están a punto de alterarse mucho. Intenten mantener la mente abierta.

Lucho con el insomnio crónico a diario y lo hago desde que Michael Phelps comenzó a ganar medallas de oro en las olimpiadas. Veo el insomnio todo el tiempo, la mayoría de los días de mi vida. Los pacientes con insomnio están frustrados, desesperados y tan increíblemente hartos de tener problemas para dormir que están en las últimas. No creo exagerar cuando digo que podemos describirlos como personas traumatizadas. Déjame ser muy claro. No digo que estén traumatizados porque no duermen. Afirmo que la presencia del insomnio difícil durante años y años es traumatizante.

La mayoría de los pacientes con insomnio crónico han dormido mal durante años. Probaron muchos medicamentos, por lo general con poco éxito. De hecho, muchos toman medicamentos que les ayudan poco a mejorar sus dificultades. Sopesa ese hecho por un minuto: ingieren medicamentos que no funcionan. ¿Qué demonios podría motivar ese comportamiento? Nunca he visto a una persona ciega usar lentes que no le ayudan a ver.

Las personas que padecen insomnio difícil han visto médicos y más médicos, especialistas en hipnosis, terapeutas, acupunturistas, masajistas y especialistas en biorretroalimentación. Escriben en blogs. Dios mío, ¡vaya que escriben en blogs!

He ido a montones de congresos sobre el tema del sueño. He presentado ponencias y avances de investigación en esos foros y, con mucha frecuencia, escucho el trabajo y las investigaciones de personas más inteligentes que yo. Te voy a contar un secreto. La manera en que los médicos hablan sobre los pacientes con insomnio crónico durante esas reuniones *no* es la misma en la que se dirigen a los pacientes en persona o por escrito. Nunca he ido a un congreso de ortopedistas, pero apuesto a que la manera en que los médicos hablan entre sí sobre piernas rotas es muy parecida a cómo se dirigen a ti para hablar del tema.

ANGUSTIA POR EL INSOMNIO

Tengo tres hijos: una mujer y dos hombres. Mi hija está por terminar la preparatoria y a punto de irse a alguna universidad. Ha sido una experiencia interesante observarla y guiarla a lo largo de sus años de escuela.

Está claro que lo que piensan todos los estudiantes, en particular las niñas, sobre sus habilidades en matemáticas y ciencias tiene un gran impacto en su desempeño en esas materias. Esta identidad como "bueno para las matemáticas" o "malo para las matemáticas" se puede formar a una edad muy temprana. Una vez que se constituye una identidad como malo para las matemáticas, a pesar de que las habilidades generales para las matemáticas sean altas, este estudiante va a reprobar y evitar las carreras que impliquen matemáticas y ciencias. Evitarlas no tiene sentido cuando miras sus calificaciones. A menudo las niñas tienen un desempeño en el salón de clases igual de bueno que los niños. En otras palabras, no refleja sus capacidades o los resultados que obtendrán en los exámenes.

Un fenómeno similar se ve con los pacientes que padecen insomnio. Kenneth Lichstein, investigador del sueño, lo denomina "identidad del insomnio" y me parece un término brillante. La identidad del insomnio se centra en la idea de que el paciente cree que es una persona que duerme mal o no puede dormir, a pesar de que la evidencia es contraria. Estas personas son a quienes está dirigida la TTC-I.

Recuerdo que a mediados de los noventa trabajaba como asesor en Camp Holiday Trails. Los médicos del campamento dejaron muy claro desde el principio que no podíamos referirnos a los campistas con diabetes como "los diabéticos" o a los niños con trastornos de coagulación como "los hemofílicos".

¿Por qué no? A mí me parecía lógico.

"Porque esos niños maravillosos son mucho más que su problema médico. No los define y no queremos empezar a hacerlo. Así que en vez de hablar del niño diabético, es el niño que tiene diabetes." Es una diferencia sutil, pero muy importante.

Muchos pacientes con insomnio son "insomnes" en vez de simple y sencillamente "personas que tienen problemas para dormir". En las pocas ocasiones en que paso una mala noche, no me considero insomne. ¿Por qué habría de hacerlo? Me estaría olvidando de todas las demás noches en las que duermo estupendamente, las siestas deliciosas que tomo en las vacaciones o la vergonzosa cabeceada que me aviento en muchos vuelos que tomo en el año. ¿Qué, todas esas ocasiones en las que duermo no cuentan?

Por supuesto que sí, pero para los pacientes con identidad de insomnes, la imagen que tienen de sí mismos como personas que no duermen no se ve afectada por cosas menores como la realidad y los hechos. De hecho, está bien documentado que los pacientes que padecen insomnio a menudo ignorarán las noches en que duermen bien (duermen siete horas) y reportarán sólo las noches difíciles.

En lo que respecta a los pacientes que padecen insomnio difícil, debemos trabajar en un mundo basado en la realidad, con cielos azules y pastos verdes. Regresando al estudiante de matemáticas, veamos sus calificaciones. ¡Vaya! Puros dieces, incluyendo dos exámenes y seis pruebas parciales y un ocho en una tarea. ¡Es excelente para las matemáticas! Para ella es muy importante saberlo, porque podría influir en su identidad para siempre. Sí, sacó un ocho, pero entiende los errores que cometió en la tarea, así que no es para tanto. No es algo a lo que tenga que dedicarle demasiada atención.

Los pacientes que padecen insomnio, en muchos casos deciden mentalmente que duermen mal y con esta identidad por lo general viene la imposibilidad de dormir.

Con esto en mente, podemos crear una tabla para analizar el sueño de los pacientes.

BUSCA CUÁL ES TU IDENTIDAD DE SUEÑO

		CALIDAD DE SUEÑO	
		EXCELENTE CALIDAD DE SUEÑO	MALA CALIDAD DE SUEÑO
IDENTIDAD DE SUEÑO	Identidad de sueño positiva/ nivel de angustia bajo	Personas que duermen normal, vinculadas (duermen bien y lo saben)	Personas con problemas para dormir, desvinculadas (duermen mal y lo saben)
	Identidad de sueño negativa/ nivel de angustia alto	Personas que no tienen problemas para dormir, desvinculadas (duermen bien, pero piensan que duermen mal)	Personas que, a pesar de que lo intentan, tienen problemas para dormir, vinculadas (duermen mal y están al tanto de su problema)

Si analizas esta tabla, podrás ver que hay personas con problemas para dormir y se identifican a sí mismas como personas que duermen mal. De igual manera, las hay molestas que duermen muy bien, lo saben y por lo general adoran decirlo.[1]

Ahora, presta atención a las celdas grises. Son los individuos que Lichstein y otros investigadores han etiquetado como "desvinculados", su problema para dormir está desvinculado de la realidad. Son personas, como mis pacientes que padecen apnea del sueño, que duermen fatal. Se ahogan, tosen, patean, gruñen y dan vueltas toda la noche, lo que hace que su pareja no pueda dormir y, no obstante, no tienen idea de por qué los mandan a mi clínica, aun después de quedarse dormidos en la sala de espera. Creen que duermen muy bien.

Hay otro grupo de "desvinculados". Personas que duermen bien toda la noche. Su sueño es abundante en cantidad y de excelente calidad. A menudo vemos estos pacientes en conjunto con su estudio del sueño, que confirma que duermen de maravilla. A pesar de que duermen excelente, para esos individuos, en su mente, la calidad de su sueño es pobre.

Diversos estudios han examinado estos patrones. Uno en particular analizó a las personas que duermen bien en comparación con las que duermen mal, que mostraban un nivel de ansiedad bajo (desvinculadas) y a personas que duermen mal que mostraban un nivel de ansiedad alto. Esos grupos fueron comparados con base en:

1. La calidad de su sueño.
2. La fatiga que reportaban, su nivel de somnolencia (¡recuerda la diferencia!) y sus habilidades cognitivas.[2]

En dos grupos separados estudiados en el año 2000 (136 individuos en edad de ir a la universidad y 194 de más edad), las personas con problemas para dormir que tenían mucha ansiedad y los que tenían poca, prácticamente tuvieron la misma calidad de sueño, la cual fue mucho peor que la de quienes duermen bien. Sin embargo, respecto a funcionalidad, las personas con problemas para dormir y con mucha ansiedad tenían más depresión, somnolencia/fatiga y trastornos cognitivos que las que dormían mal pero tenían un nivel de ansiedad bajo. Además, las personas con problemas para dormir con niveles de ansiedad bajos parecían funcionar en un nivel similar al de quienes no tenían problemas para dormir con base en estas mediciones. En otras palabras, para sentirte genial, no debes dormir bien. ¡Sólo tienes que creer que duermes bien!

Por desgracia, lo opuesto también es cierto. Para sentirte mal, no tienes que haber dormido mal (o poco); sólo cree que dormiste mal. Esto también se corroboró a través de estudios. Las personas que duermen bien y tienen mucha angustia funcionaban peor que quienes duermen bien pero tienen un nivel de angustia bajo. Ninguna sorpresa. Lo que sí fue sorprendente fue que las personas con problemas para dormir con mucha angustia funcionaban de manera similar a las que dormían bien, pero tenían un nivel de angustia alto. Esto parece dar pautas para entender la "disfunción" en algunos pacientes con insomnio. ¡La disfunción está más vinculada con la visión que el paciente tiene de su calidad de sueño (y el estrés que resulta) que con el modo en que duerme realmente!

Así que hemos llegado a la pregunta difícil sobre tu problema para dormir.

¿La angustia que sientes sobre cómo duermes, aunque sea en parte, podría contribuir a tu problema? ¿Este asunto del sueño es algo más grande en tu mente que en la realidad?

Lo que necesitamos aquí es una retroalimentación honesta de cómo te perciben los demás y de la magnitud del papel que el sueño desempeña en tu vida.

Ejercicio de angustia por cómo duermes

1. Busca a alguien que te conozca bien, pero con quien no tengas relación.
2. Dile a tu amigo que haces un proyecto para una clase en línea.
3. Describe el proyecto como un ejercicio para examinar las cosas que distinguen a una persona de otra.
4. Dile que le vas a leer unas preguntas y debe responder "sí" o "no".

5. Para la primera pregunta, dile "¿Soy una buena persona?" Tu amigo dirá que sí y esa pregunta lo relajará. Si responde que no, puedo ver por qué estás angustiado cuando intentas conciliar el sueño.
6. Para la siguiente pregunta, dile: "¿Soy bueno en mi trabajo?", y luego pregunta "¿Tengo relativamente buena salud?
7. La siguiente pregunta es: "¿Duermo bien?"

Fuera de alguien con quien vives o duermes, ésta no es una pregunta que un amigo podría responder fácilmente, *a menos que te escuche hablando al respecto.* Conozco a Tammy, mi asistente, desde hace diez años. Trabajamos en una clínica del sueño donde nos ganamos la vida hablando sobre ese tema. Sin embargo, no tengo ni la menor idea de cómo duerme. Supongo que muy bien porque nunca se queja al respecto.

Si la respuesta es cualquiera de las siguientes, tienes un problema:
- No
- ¡Por supuesto que no!
- Risas seguidas de: "¿Hablas en serio?"

En este punto, vuelve a consultar las respuestas de las preguntas del paso 6. Si son "sí" y "sí", puedes estar más angustiado de lo que crees respecto a cómo duermes.

IDENTIDAD DEL INSOMNIO

En mi opinión, la investigación de Charles Morin sobre el insomnio y los textos escritos al respecto son la Biblia. Su libro *Insomnio: Evaluación psicológica y manejo*, publicado en 1993, es un texto sagrado para todos en mi profesión. A través de su trabajo, Morin realmente creó el Antiguo Testamento para el tratamiento del insomnio, que básicamente puede recitar toda persona con problemas para dormir. Como Moisés entregó los Diez Mandamientos, así también Morin propagó el Evangelio e intentó llevar a su pueblo a la tierra prometida del sueño. Así es como resumiría los mensajes esenciales de su obra:

Está bien, no son *exactamente* los puntos clave de Morin para el sueño, pero bien podrían ser mandamientos sagrados porque la mayor parte de lo que "sabemos" sobre buenos hábitos para dormir viene de

Morin. Supongo que estos mandamientos no son del todo nuevos para ti. Si leer "usa la cama sólo para dormir y para el sexo" te curó, (1) de nada y (2) ¿en qué mundo vives? Esos consejos estándar aparecen en todos los libros, revistas y blogs del planeta que abordan el tema del sueño.

LOS DIEZ MANDAMIENTOS DEL SUEÑO

1. No adorarás ningún auxiliar del sueño: máquinas de ruido, ni aplicaciones de iPhone para dormir.
2. No harás ningún ídolo del insomnio y luego lo culparás por todo lo malo que hay en tu vida.
3. No jurarás el nombre de Dios en vano al decir que duermes sin ser cierto.
4. Recuerda santificar el sábado, durmiendo muy tranquilo en esos días.
5. Honra a tu padre y a tu madre. Deja de culpar a tus genes por tu insomnio.
6. No matarás, robarás ni cometerás adulterio. La culpa realmente te dificultará dormir.
7. Dormir es lo más importante del mundo. Una sola noche es relativamente insignificante.
8. Mañana no estarás tan mal como crees después de pasar mala noche.
9. Usa la cama sólo para dormir y para el sexo. Si no estás en la cama durmiendo o procreando, vete.
10. No afectarás el maravilloso sueño de tu pareja. Nunca podrás dormir así, baja tus expectativas.

Debido a la naturaleza crónica del insomnio, muchos pacientes comienzan a incorporar sus problemas como parte de su identidad medular. En algunos casos, dormir mal se vuelve el centro de quienes son.

El problema con eso es que, cuando alguien desafía abruptamente algo que está en la base de quien tú crees ser, las consecuencias pueden ser severas.[3] Mira la devastación que ocasiona un divorcio. De pronto, ya no eres un esposo o una esposa y ese aspecto central de la definición de tu identidad ha desaparecido.

Si estás leyendo esta sección, considera abiertamente que podría haber un poco de verdad en lo que digo. ¿Tu familia sabe que tienes dificultades para dormir? Si es así, ¿por qué? ¿Lo pusiste en tu tarjeta de Navidad?[4] ¿Les dices a las personas que acabas de conocer en una fiesta que no puedes dormir? Si alguien dice que tiene problemas para dormir, ¿sientes una necesidad imperiosa de mejorar su historia de falta de sueño con la tuya como el personaje de Kristen Wiig en *Saturday Night Live*, que siempre es un poco mejor que todos los demás?

> **Ve el insomnio como lo que realmente es**
> **y mírate como realmente eres.**

Aquí vamos otra vez. Voy a decir algo que te enloquecerá y querrás aventar mi libro.

El insomnio no es para tanto.

Mira las 100 causas principales de muerte:

Enfermedades cardiovasculares, cáncer (de todo tipo), enfermedades respiratorias, heridas no intencionales, infarto, Alzheimer, diabetes mellitus, infección respiratoria (influenza, neumonía), nefritis/nefropatía, suicidio, envenenamiento de la sangre, enfermedad hepática, enfermedad cardiaca hipertensiva, Parkinson, homicidio, enfermedad infecciosa/parasitaria, ataque al corazón, VIH, enfermedad pulmonar crónica obstructiva, enfermedades perinatales, enfermedades digestivas, diarrea, violencia con armas de fuego, guerra, tuberculosis, malaria, cáncer de pulmón, accidentes de tránsito, enfermedades infantiles, trastornos neuropsiquiátricos, cáncer de estómago, enfermedades del sistema genitourinario, cirrosis del hígado, cáncer colorrectal, cáncer de hígado, paperas, enfermedades maternas, malformaciones congénitas, deficiencias nutricionales, cáncer de seno, cáncer de esófago, enfermedad cardiaca inflamatoria, demencia sin considerar Alzheimer, caídas, ahogarse, envenenamiento, linfoma/mieloma múltiple, enfermedad cardiaca reumática, cáncer en boca y cáncer de orofaringe, incendios, tos ferina, cáncer de próstata, leucemia, úlcera péptica, desnutrición energético-proteínica, trastornos endócrinos, asma, cáncer cervical, cáncer de páncreas, tétano, enfermedades de transmisión sexual, cáncer de vejiga, meningitis, sífilis, neoplasmas no malignos, anemia por deficiencia de hierro, cáncer de ovario, enfermedades tropicales además de malaria, epilepsia, enfermedades músculo-esqueletales, hepatitis B, trastornos por el uso de alcohol, trastornos por el uso de drogas, cáncer uterino, enfermedades de la piel, melanoma y otros tipos de cáncer de la piel, hepatitis C, leishmaniasis, tripanosomiasis (enfermedad del sueño africana)…

Me rindo. Es la lista más completa que puedo hacer. ¿Ves algún diagnóstico que no está en la lista? Exactamente. Insomnio.

Nadie muere a causa del insomnio. Estás bien. Es más probable que te mueras por dormir demasiado (enfermedad del sueño africana) que por el insomnio. Deja de preocuparte.

El brillante especialista del sueño Michael Thorpy hizo referencia a esto en un post del blog del *New York Times* titulado "¿Puedes morir de insomnio?" En él, enfatizó a los lectores que la privación del sueño es distinta del insomnio, y dijo que, aunque el crónico no conduce directamente a la muerte, la falta de sueño incrementa el riesgo de desarrollar otras enfermedades que sí tienen una tasa de mortalidad importante. Esas enfermedades no son lo mismo. Sería excelente que alguien pudiera pasarle este mensaje a los medios.

Insomnio ≠ Privación de sueño

Estos términos no son sinónimos. Por favor sepáralos en tu cabeza. Cuando Matt Lauer sale en la tele hablando sobre cómo la privación de sueño fue la causa del choque de trenes en Nueva York o sobre cómo un estudio realizado en trabajadores que cambian de turno y se ven privados de sueño demostró su predisposición a tener consecuencias en su salud, no habla de ti. ¿Por qué esto es importante? Porque no entenderlo produce el ingrediente más importante en lo que respecta al insomnio: miedo.

EL INSOMNIO ES MIEDO

He pasado más de veinte años de mi vida trabajando y pensando en el sueño, un tema tan acotado que me ha dado la oportunidad de ver a miles de pacientes, tener como mentor a los médicos del sueño más inteligentes del mundo y leer las investigaciones y pensamientos de muchos más. Así como Stephen Hawkins trató de consolidar sus trabajos sobre el universo en una sola teoría unificada, mi elemental cerebro ha intentado desentrañar el complejo campo del insomnio y convertirlo en algo mucho más simple: una palabra.

Yo opino que el insomnio en realidad consiste en una sola cosa: miedo.

Cuando era joven, no me gustaba mucho la oscuridad. Una noche, un amigo y yo intentamos dormir en una diminuta casa que mi padre había construido para nosotros en el bosque. Me recuerdo acostado en mi *sleeping bag* mirando a mi amigo y pensando: "Esto no va a suceder". Literalmente recuerdo haber escuchado la introducción de "Dream Weaver" de Gary Wright en mi pequeño reproductor jvc de pilas del que luego no volvió a salir ningún sonido. Ambos regresamos corriendo a mi casa, a la seguridad de mi habitación de comienzos de los ochenta.

Vamos a detallar aún más la situación. Llegamos a dormir a la pequeña casa. Por "pequeña" me refiero literalmente a una pequeña: una construcción de 2x4 con aislamiento, revestimiento de madera, tejas en el techo y demás. Estaba bien construida y era muy segura. Se podía cerrar desde adentro. Nadie podía entrar en esa casa. Apuesto a que un oso enojado no lo habría logrado. En otras palabras, no había nada racional que temer.

No obstante, ese tipo de miedo no es racional. Es como el miedo a los payasos (que por cierto estaban en el papel tapiz de la casita). Le teníamos miedo a algo para lo que no teníamos fundamentos. Eso es lo mágico de los miedos. No tienen absolutamente ninguna dependencia de la lógica o la realidad. Se les puede dar una realidad (por ejemplo: "Estábamos ahí y escuchamos que un oso se acercaba, así que corrimos por nuestra vida"), pero por lo general esto es sólo una ideación para validar, no para explicar.

Así que ahí estábamos de regreso en mi habitación. Por suerte, "Dream Weaver" había sido remplazada por "Centerfold" de J. Geils Band. Ningún oso ni ningún exconvicto que hubiera escapado de prisión podía acercarse a mi cuarto… Nos quedamos dormidos en minutos.

La verdad es que yo tomé la decisión de no dormir bien antes de meternos en nuestro *sleeping bag* esa noche en la casita. Mientras hacíamos una lista de todas las cosas que necesitaríamos para nuestra aventura nocturna, yo como que sabía, en mi mente, que terminaríamos en mi habitación. Estaba más que dispuesto a intentarlo pero, aun antes de salir de casa, mi mente ya había decidido que no iba a dormir. Una vez que salí y sentí que empezaba a tener dificultades para conciliar el sueño, el miedo a no dormir se apoderó de mí y no hubo vuelta atrás.

El miedo es el componente central del insomnio. Para que algo como el insomnio tenga poder sobre ti, el miedo debe desempeñar un papel muy importante. Puedes llamarlo de distintas formas, pero, sin importar cómo te refieras a esto, los pacientes de mi consultorio están ahí, al menos en parte, por miedo.

"*Me inquieta* que, si no duermo, mi salud se vea afectada."

"*Temo* a la soledad y el aburrimiento de estar despierto durante la noche."

"*Me preocupa* ser disfuncional en el trabajo al día siguiente y no sacar mis pendientes."

"*He descubierto* que mis demás problemas de salud y los dolores que experimento empeoran cuando no duermo, así que mi reumatólogo dice que es muy importante que yo duerma bien."

Lo que subyace a todas estas afirmaciones es el miedo. Remplaza las palabras en itálicas por "tengo miedo" y fácilmente verás otra motivación detrás de cada oración. Los pacientes se ven arrastrados por este miedo, pero también miembros de la familia, médicos y demás. Piénsalo. Cuando tu hijo dice: "Mamá... no puedo dormir... No he dormido en semanas", ¿cuál será tu respuesta?

Nunca podrás controlar tu insomnio sin tener control y perspectiva del miedo que experimentas cuando no puedes conciliar el sueño como quisieras. Imagina irte a la cama hoy en la noche y estar despierto después de media hora. Bien despierto. ¿Cómo sonaría el diálogo de tu cabeza? ¿Qué tal si fuera completamente ilógico que estuvieras despierto?

Recuerdo que cuando era estudiante de medicina en Atlanta a veces me levantaba temprano y me iba a clases todo el día. Me reunía con mi esposa después de clases y ella ya había acabado sus labores como maestra. Íbamos al gimnasio del campus y hacíamos ejercicio, nos dirigíamos a casa, hacíamos de cenar y después yo regresaba al centro del sueño y trabajaba haciendo estudios durante la noche. Pasaba toda la noche en vela y regresaba a casa en la mañana del sábado. A pesar de las incontables horas que pasaba despierto y del estado de absoluto agotamiento en el que me encontraba, puedo recordar con todo detalle que me acostaba en la cama y a veces me costaba trabajo dormirme. "Qué raro", recuerdo que pensaba, sorprendido de la capacidad de mi cerebro de portarse mal en ese momento.

Pero lo más importante es que no recuerdo que me haya importado. Las sábanas frías y cómodas. El cuarto oscuro y silencioso. No tenía enfrente un libro de patofisiología ni un montón de cuentas por pagar. Simple y sencillamente estaba ahí, embriagado de somnolencia, pero bien despierto. ¿Que si me importaba? Para nada. ¿Que si temía a las consecuencias? No. Pensaba que era una situación ganar-ganar. Si me quedaba dormido, ganaba. Si no, ganaba. Por lo menos no tenía que ir al súper.

Cuando hablas con personas que duermen bien, a todas les importa muy poco cómo duermen. "Sí, como sea". Creen que básicamente estarán bien sin importar qué suceda en la cama esa noche. Es la mentalidad que debes tener o te condenarás a luchar para siempre.

El miedo a "no dormir" está en todas partes. Reconócelo. No caigas en la trampa. Controla lo que puedas controlar. Después, olvídalo. Sé que es difícil para ti. Has estado teniendo problemas para dormir mucho tiempo. Pero puedes hacerlo.

LA DOLOROSA VERDAD: ENTENDER EL INSOMNIO PRIMARIO

Tristemente, debo admitir que un pequeño grupo de personas no controlan sus dificultades para dormir.

Lo han intentado todo. Libros y más libros. Intervenciones y cursos de hipnoterapia. Es algo horrible.

Muchos libros se acobardan en lo que respecta a personas que padecen insomnio crónico, imposible de tratar, al estilo de "las pastillas no me hacen ningún efecto". Lo denominan "insomnio primario", sugieren a quienes lo padecen que mejoren su higiene del sueño y pasen menos tiempo intentando dormir y sigan adelante. A veces, les sugieren una nueva pastilla, pero, por lo general, esto se acompaña con un encogimiento de hombros y una palmadita condescendiente en la cabeza.

Es interesante que muchos libros sobre insomnio terminan con el primario más o menos del mismo modo en que Jimmy Kimmel concluye su programa: "Lo siento. Se nos alargó el programa y tuvimos que cortar a Matt Damon. Esperamos nos sintonicen mañana". Jimmy en realidad no pretende hablar con Matt igual que muchos doctores eluden el tema.

¿Qué es el insomnio primario? Vaya que si lo sabré. Vaya que si lo sabrá alguien… Podría escribir algo como: "Es cuando el cerebro no produce los químicos necesarios para iniciar y mantener el sueño", pero no estoy seguro de que la mayoría de los demás médicos realmente lo crean. Pienso que las personas que lo padecen existen, pero son tan poco comunes como los anillos de la Serie Mundial de los Cerveceros de Milwakee.

Cuando veo a alguien que considero padece este insomnio, mi evaluación de su sueño, ya sea a través de bitácoras, dispositivos de actigrafía o algún estudio genuino, por lo general desmiente mi corazonada. Más allá de eso, la "discapacidad" de esa persona por lo general no existe y, sea cual sea, casi nunca implica una somnolencia excesiva durante el día. Han pasado muchos, muchos años y todavía no encuentro a esa persona.

En otras palabras, a pesar de todas las cosas horribles que el insomnio le ocasiona a esa persona, parece hacer muy buen trabajo para que el paciente se sienta despierto durante el día. Realmente despierto en muchos casos.

Piensa en esto detenidamente.

El problema es que, aun si alguien con insomnio primario apareciera en mi clínica, la verdad es que la ciencia del sueño no tiene una solución. Podemos revisar todos los auxiliares para dormir que se detallan en el siguiente capítulo, probar con antidepresivos, usar más medicamentos inusuales como el oxibato de sodio, un medicamento para la narcolepsia similar al gamma-hidroxibutirato (GHB).

Conclusión: la horrible verdad es que si de verdad padeces insomnio primario, es probable que la medicina actual no pueda ayudarte. Quizá tengas insomnio el resto de tu vida. Mi mejor consejo es cultivar una actitud de aceptación. La enfermedad no es fatal. De hecho, como ya hemos visto, tu actitud hacia el problema del sueño puede desempeñar un papel muy importante en tu capacidad de funcionar en un buen nivel. Míralo desde una perspectiva positiva: la enfermedad te deja más tiempo libre para hacer cosas en las noches. Sí, tal vez estés un poco cansado, pero hay medicamentos para tratar eso.

En los deportes, siempre me enseñaron a controlar lo que podía controlar. Trato de enseñar a mis hijos lo mismo. Lo siento si suena como sermón, pero no puedes controlar si tus terapias para el insomnio funcionan o no. Lo único que puedes controlar es tu respuesta al tiempo que pasas conciliando el sueño.

Esto lleva a mi plan: finge hasta que lo logres. Desde este preciso momento, eres una persona que duerme muy bien. En las noches en que duermas como una estrella, no te sorprendas. En las noches en que no duermas tan bien, no pasa nada… un pequeño bache en el camino.

Ejercicio para controlar tu mente

1. Durante todo un mes, no hables sobre cómo para nada. Si te preguntan directamente responde con un simple "dormí bien". No hablar sobre cómo duermes incluye no culpar a tu sueño por algo que suceda o sientas. "Lo siento, equipo... es que dormí mal" es algo que no debes decir.
2. Durante un mes, evita cualquier exposición mediática al tema del sueño. Esto incluye libros de autoayuda (pero termina de leer éste, obviamente), sitios o blogs de Internet, programas de televisión, artículos de revista y demás.
3. Si alguien te pregunta a qué hora sueles quedarte dormido (no acostarte), responde con una muy próxima a la hora en la que te acuestas.
4. Practica alguna actividad orientada a metas cuando estés despierto en la cama. Usa ese tiempo para meditar. Trabaja en despejar tu mente y relajar tu cuerpo. No dejes que el estrés se apodere de ti. Para muchos pacientes, el simple hecho de descansar puede ser algo muy reparador. Haz que la meta sea descansar (algo que puedes controlar), no dormir.
5. Otra estrategia es imaginarte llevando a cabo una tarea por la noche. A mis pacientes atletas les asigno tareas relacionadas con lo que hacen. En el caso de un jugador de basquetbol, digo: "Quiero que hagas

cincuenta tiros libres a la perfección". En el de un pitcher: "Quiero que hagas cincuenta lanzamientos perfectos". Tengo un paciente al que le gusta jugar golf mientras su esposa imagina que hornea pan de plátano. Sin importar lo que elijas, imagina cada detalle, incluyendo cada centímetro de la piel del plátano que pelas. Como el cerebro no puede decir cuál es la diferencia entre imaginar una actividad y hacerla, quizá encuentres que tus movimientos de golf mejoran al mismo tiempo que tu satisfacción respecto a cómo duermes.

6. En algún punto del día, dedica tiempo a pensar en que eres una persona que duerme bien. Si alguna vez tienes la oportunidad, toma una foto de tus pies en una hamaca (o simplemente busca una foto de los pies de otra persona). Súbela a tu cuenta de Instagram y escribe: "Nada como la playa y una hamaca para dormir como bebé". ¡Finge hasta lograrlo!

7. Cuando todo lo demás falle, únete al ejército o haz una residencia médica. Nadie tiene problemas para dormir en el campamento ni cuando está de guardia en el hospital.

Punto final: ¿recuerdas mi lista interminable de las causas de cansancio que vimos en el capítulo 3? Es muy fácil contraer una de esas enfermedades y sentirte fatigado. Cada día que te levantas sintiendo que no tienes la energía necesaria para oprimir el botón del control remoto de la televisión puede hacer que culpes a tu manera de dormir por tu devastador cansancio. (¡Esto puede ser más evidente si tu "Puntaje de la Escala de Somnolencia de Epworth" es de menos de 10!) A medida que la fatiga empeora, los pacientes se estresan cada vez más por su manera de dormir, porque decidieron que por esa razón se sienten mal durante el día. Se acuestan temprano para dormir más, lo cual sólo empeora su capacidad de conciliar el sueño.

Ten en mente que, aunque el sueño disfuncional sin duda alguna te puede hacer sentir mal, por lo general se asocia con un *aumento* en la motivación de dormir, no con la *disminución* en la motivación de los pacientes con insomnio. Investiga tu sueño, pero tú y tu médico principal nunca deben poner todos los huevos en una sola canasta. Puede que esto impida que descubras la verdadera causa de por qué te sientes tan mal.

Es todo lo que tengo. Básicamente es todo lo que se puede decir. Si todavía no duermes perfecto, sigue intentándolo. La gente casi nunca es buena para el ciclismo la primera vez que se sube a una bicicleta. Dormir es una habilidad. Puedes mejorarla. Tal vez incluso perfeccionarla.

REPASO DEL CAPÍTULO 10

1. El miedo y la impotencia son el combustible del insomnio. La solución es educarse lo más posible sobre el tema. Controla lo que puedas controlar y dejar ir lo demás es la solución para la impotencia. Aquí tienes poder. El insomnio sólo existe en un individuo al que le importa.

2. A veces controlas todo lo posible, te acuestas después de estar despierto por mucho tiempo y, aun así, no duermes de inmediato. A veces tu equipo preferido pierde, Buster Douglas le gana a Tyson, Estados Unidos le gana a Rusia en hockey en las Olimpiadas. No puedo explicarlo. Sucede. No te alteres y sigue adelante.

3. Controla tu miedo y tu ansiedad respecto a la situación. Si no duermes, sólo relájate y disfruta de un momento pacífico. Descansar también es útil para tu cuerpo.

4. Los trastornos del sueño son sólo una de muchas cosas que hacen sentir mal a la gente durante el día. Investiga todas las posibilidades. No le eches la culpa de entrada a cómo duermes. Tal vez no esté tan mal.

Ya sé que estás pensando: "Por el amor de Dios, tengan piedad de mí y simplemente denme una droga". Las pastillas para dormir son como tigres. No estoy seguro de que sea bueno tener en casa ninguna de las dos cosas. A diferencia de los tigres, las pastillas para dormir están en todas partes, así que hablemos al respecto.

11

Auxiliares para dormir

LA PROMESA DE UN SUEÑO PERFECTO EN UN FRASCO

En 2015, Karen Weintraub escribió un breve artículo para el *New York Times* titulado "¿Las pastillas para dormir inducen a un sueño reparador?" Se trata de una pregunta inquietante a la que volveremos más adelante. Lo que más me interesa de este artículo y de otros similares son los comentarios cuando se presenta el tema. En el artículo dice: "Hay evidencias de consecuencias negativas que el insomnio tiene para la salud, pero los investigadores no saben exactamente qué sucede con el cerebro y el cuerpo que se ve reparado por el sueño para favorecer las funciones óptimas."

El punto en esta oración es que las personas como yo no saben exactamente qué magia tiene lugar cuando dormimos, que nos hace sentir excelente al día siguiente versus sentir como si un camión nos hubiera atropellado. El problema es que esta reportera (e innumerables más) escriben cosas sobre las "consecuencias negativas que el insomnio tiene para la salud". ¿Realmente hay evidencias que demuestren las consecuencias negativas del *insomnio* o lo que Weintraub quiere decir es que las hay de la *falta de sueño*? ¿Ves lo que pasó aquí? La autora usando el término "insomnio" de manera intercambiable con el término "falta de sueño" y no necesito decírtelo, ahora que has leído dos tercios del libro, que ambas cosas no son lo mismo.[1]

TÓMATE ESTA PASTILLA, DE LO CONTRARIO...

Antes de entrar en el tema de las pastillas para dormir y su relación con cómo dormimos, quiero dejar claro un punto. No soy gran fan de ellas. Voy a hacer mi mejor esfuerzo para que tú tampoco lo seas. Si lo logro, no quiero que ajustes la manera en que tomas esas pastillas ni que las dejes de tomar tú solo. Querido lector, quiero que tengas una conversación con la persona que te las receta. Dejar de tomar abruptamente pastillas puede ser peligroso. No quiero que te suceda nada malo, sino que te pasen puras cosas buenas y educar a la persona que te las receta. Eso sucede mediante el diálogo. Así que, básicamente, vamos a mostrarnos ecuánimes en cuanto a tu uso de las pastillas para dormir, ¿de acuerdo? Excelente.

Cuando comenzamos a ver el uso cada vez mucho mayor de auxiliares para dormir, necesitamos entender ese comportamiento. La mayoría de las personas y pacientes que conozco no los toman. "No soy una persona a la que le guste tomar pastillas" es una frase común en mi clínica. No les gustan los medicamentos. Ancianos, enfermos, drogadictos las toman. Las personas sanas no. A la gente le encanta decirme que sólo toman media dosis. También se da la percepción de que las farmacéuticas son malas y sus pastillas son parte de una conspiración para hacernos adictos a todos de modo que ganen mucho dinero y usarlo para influir en los médicos que utilizan plumas elegantes. Además, en estos días, las personas son más escépticas respecto a las sustancias que meten a su cuerpo. Quieren medicamentos orgánicos, de rango libre, producidos en lotes pequeños en granjas boutique donde se cultiva la lavanda. No quieren "químicos" en su cuerpo.

Entonces, ¿por qué demonios están tan de acuerdo en tomar pastillas para dormir? Porque no quieren morir de una horrible mezcla de infarto y demencia. Dicho de otro modo, no quieren formar parte de "las consecuencias negativas para la salud" que todo el mundo asocia con el insomnio. No quieren tomar pastillas, ¡pero menos morirse!

Esto nos lleva a la mezcla entre el proceso científico y la abrumadora presencia de los medios, que no siempre lo entienden a cabalidad. Aquí tienes un ejemplo de lo que quiero decir que me proporcionó Karen Johnston, directora de mi residencia en neurología y ahora jefa de neurología de la Universidad de Virginia. Ella a menudo ponía el ejemplo ficticio de una investigación que analizaba a individuos con cerillos en el bolsillo. El estudio concluye que esos individuos tienen mayor riesgo de desarrollar cáncer de pulmón que quienes no los llevan. La conclusión y el mensaje: llevar cerillos ocasiona cáncer de pulmón.

Bueno, no exactamente. Hay algunos detalles muy importantes que faltan en la ecuación: la mayoría de las personas que llevan cerillos en la bolsa probablemente fuma. Esos detalles importan con el insomnio. Las "consecuencias para la salud" del insomnio son abstractas, a menudo predominantemente psicológicas y mal definidas. Las consecuencias para la salud de un sueño inadecuado son muy claras y graves. Como los medios realmente no entienden la diferencia entre un paciente con insomnio típico que "no puede dormir" y que tiene un puntaje de 1 en la Escala de Somnolencia de Epworth, y la típica persona que trabaja de noche en un segundo empleo y por lo general se priva de sueño al punto en que se queda dormida en el baño, usan las dos situaciones de manera intercambiable. Esta manera de reportar los efectos devastadores de la verdadera privación del sueño bajo el paraguas de "insomnio" hace que los consumidores sientan que no tienen otra opción al respecto. Tómate una pastilla o te vas a morir.

¿No me crees? Pasa una semana en mi clínica. Siéntate y platica con un chico de veintitantos años, recién graduado de la universidad, que tuvo un ataque de pánico total, con labios temblorosos, manos dormidas y falta de respiración cuando le dije: "Mi meta es quitarte las dosis altas de Ambien que tomaste durante los últimos años y... oye, ¿estás bien?

Así que el mensaje está ahí: Duerme para tener una salud óptima. Duerme ocho horas o enfrenta las consecuencias. La falta de sueño te engorda, genera ataques cardiacos, puede conducir a cáncer de seno. En vista de todas esas advertencias, ¿qué conclusión podría sacar cualquier individuo razonable después de una mala noche de sueño? *Más vale que arregle mis problemas para dormir o voy a estirar la pata.*

Incluye una pastilla para dormir con el fin de salvar la situación. La mayoría de las personas ven un anuncio de televisión de un auxiliar para dormir como un ofrecimiento de ayuda. En realidad, esos anuncios siguen reforzando la idea de que la falta de sueño es devastadora para la salud y los pacientes con insomnio pierden sueño. Deducen que los medicamentos son necesarios para conciliar y mantener el sueño y esto es simple, seguro y la única solución para el problema. También es bueno saber que no estás solo. Hay personas atractivas de mediana edad en todo tipo de recámaras hermosas por toda esta maravillosa tierra de los problemas para dormir.

El problema es que la promesa de estas pastillas es un poco vacía. Nunca he leído un estudio que demuestre que reducen el tiempo que nos toma quedarnos dormidos más de unos cuantos minutos y tampoco suman minutos de sueño total en quien las usa.

No te equivoques. Esas pastillas no son nuevas. Por años, las farmacéuticas han facilitado la idea de que sus medicamentos resuelven problemas. Qué tan conveniente es vender un producto para una enfermedad que representa una ventaja tan pequeña... como una pastilla que impide que quieras almorzar de vez en cuando.

Y no se queda en los adultos. Las cosas que damos a los niños para ayudarlos a dormir bastarían para todo un libro. Libros que lees murmurando, luces de entrenamiento, roll-ons con ingredientes interesantes y más. Este proceso no sólo es completamente innecesario, sino que ocasiona una nueva generación de pacientes con la sensación de que no pueden dormir y necesitan pastillas y medicamentos para conseguirlo.

LOS MEDIOS: TODO EL MUNDO TOMA PASTILLAS PARA DORMIR, ¡ES DIVERTIDO!

Hay una maquinaria mediática tremenda que genera miedo y desinformación sobre el sueño. Viene en la forma de personajes de televisión divertidos, como Karen Walker, de *Will & Grace*, que representa lo que se considera un enfoque moderno para el sueño. Leyendo entre líneas, al espectador le dicen: "Ya nadie tiene problemas con el insomnio. Sólo tomamos una pastilla y listo", lo cual deja al espectador sintiéndose un poco tonto por querer acostarse y quedarse dormido sin ninguna ayuda.

En incontables episodios, Karen anuncia que el alcohol que suele tomar o su consumo de medicamentos para dormir es vital. Entre algunas de sus frases memorables están: "Normalmente mi lema es 'Drogas no abrazos'"; "Además, la mayor parte del tiempo estoy drogada, así es" y "Puede que yo sea una narcisista empapada en ginebra, engullidora de pastillas, oledora de combustible para jets…" Este personaje a todas luces está en la cima. En un episodio, usa sus pastillas de Valium y otros medicamentos como paletas de color para ayudar a una pareja a planear cómo pintar su nueva casa.

Por favor no vayas a pensar que soy una persona que le tiene miedo a los medicamentos. No es así. En ese mismo sentido, no creas que no disfruté enormemente las ocho temporadas de *Will & Grace*, porque sí lo hice. La imagen informal, incluso útil, con que mostramos las pastillas para dormir en Estados Unidos a través de personajes de televisión, anuncios farmacéuticos y otras referencias populares, es muy problemática. Hace parecerlas una forma fácil de dormir bien, lo cual tiene la consecuencia no deseada de que hacer el esfuerzo que a menudo nos toma un sueño saludable parezca innecesariamente difícil. "No gracias. Paso con la bitácora de sueño, el ejercicio matutino y la restricción de sueño… simplemente tomaré algunas de las pastillas para dormir que debe tener en su consultorio y listo." Estar sedado y dormir no siempre son lo mismo.

CUIDADO CONTROLADO: NO HAY TIEMPO PARA TRATAR EL SUEÑO

¿Quieres saber cuál es la otra razón importante por la que a la gente le gustan tanto las pastillas para dormir como el Wi-Fi gratis? Porque la economía actual de la atención médica, al menos en Estados Unidos y en muchos países más no permite atender a cabalidad las necesidades de cada paciente. Como los médicos generales no agregan horas al día y las compañías de seguros con frecuencia reducen lo que cobran por cada paciente, el tiempo que los médicos pasan con cada paciente cada vez se encoge más, y adivina qué queda fuera de la escena: el sueño. Los médicos generales actúan con una mentalidad estilo tiraje. La presión y la diabetes encabezan la lista, seguidas de la obesidad y problemas de colesterol. Después de lidiar con los pesados problemas de peso,[2] no queda mucho tiempo para hablar sobre problemas para dormir cuando hay un consultorio lleno de pacientes... esperando. ¿Qué debe hacer un médico? Optar por las pastillas para dormir y cruzar los dedos.

Las pastillas para dormir fueron diseñadas para usarse de manera esporádica y, en algunos casos adecuados, funcionan muy bien. No para sedar todas las noches a personas que quieren dormir. Piensa otra vez en la analogía con la comida. ¿Cuántas veces te sientas a comer sin realmente tener hambre? ¿Qué hiciste? Yo de inmediato entro en pánico por los efectos de la desnutrición en mi cuerpo, busco medicamentos que estimulen el apetito y los tomo de tal manera que me generen un hambre artificial. Por supuesto, comer así hace que sea difícil para mí tener hambre cuando llega la hora de la siguiente comida, así que simplemente consumo más y más pastillas. Por lo demás, estoy perfecto.

Esto suena ridículo, y lo es. Si no tienes hambre a la hora del almuerzo, no comas. No pasa nada. ¿Por qué entonces cuando un paciente tiene problemas para dormir por lo general le recetan pastillas? Si tu respuesta es: "Porque el paciente no puede dormir. Ese paciente no padece insomnio de vez en cuando. Es un paciente con un insomnio realmente grave y, si no se hace algo al respecto, podría morir", estás equivocado. Repítete cien veces: Todo el mundo duerme. ¿Recuerdas las motivaciones de las que hablamos en el capítulo 2?

Sin tiempo para educar a los pacientes y para escuchar, a menudo se presenta una situación difícil cuando los médicos tratan el insomnio. El paciente está alterado, desesperado por conseguir ayuda, comprensión y compasión. Sin embargo, el médico a menudo lleva una hora de retraso en sus consultas y en realidad no tiene tiempo para discutir a fondo lo abordado en este libro. Para lo que tiene tiempo es para hacer otra receta y escribir "Ambien 10 mg". Él está feliz porque puede seguir adelante con su día. El paciente porque las pastillas siempre funcionan. Y se despiden esperando que el insomnio desaparezca.

Pero no es así. Invariablemente, el paciente regresará y el médico escribirá la receta porque está en el punto en que no puede dormir sin las pastillas. Sin saberlo, este doctor Pérez se convierte en el doctor Frankenstein… porque ha creado un monstruo.

Quince años después, el monstruo de Frankenstein entra a toda prisa a mi consultorio, muerto de pánico, porque el doctor Frankenstein hizo enojar al monstruo, no sólo por rehusarse a crearle una pareja, sino por negarse a darle una receta al monstruo porque le preocupa que se vuelva adicto o cada vez hay más evidencia que relaciona estas pastillas con pérdida de memoria, confusión o incluso demencia. Créeme, es mucho más fácil lidiar con el insomnio cuando empieza (insomnio simple) que cuando está en este punto de evolución.

Si el insomnio fuera una queja relativamente poco común, se podría justificar este tipo de tratamiento, pero no es así. Siempre está en los diez primeros lugares de la lista de quejas que expresan los pacientes a los médicos generales; no obstante, dado lo que sabemos sobre el tratamiento del sueño en el contexto de la medicina general, a menudo es algo ignorado, salvo por el hecho de recetar pastillas para dormir. Las principales dolencias que manifiestan los pacientes son:

dolor abdominal	dolor de cabeza
dolor de espalda	*insomnio*
dolor en el pecho	adormecimiento
mareo	falta del aliento
fatiga	hinchazón

No es de sorprender que el dolor esté tan presente. Por lo general es el número uno. Así que, si seguimos esa suposición, podemos depurar la lista siguiente y reducirla a siete elementos, donde "dolor" cubre abdominal, de espalda, pecho y cabeza.

dolor	adormecimiento
mareo	falta del aliento
fatiga	hinchazón
insomnio	

Una vez más, vemos la palabra "fatiga" en la mezcla. Los pacientes por lo general usan términos como "fatiga" y "somnolencia" de manera intercambiable, así que ahora tenemos dos categorías de la medicina del sueño representadas dentro de las quejas más comunes que hacen a los médicos generales: "No puedo dormir" y "Me siento demasiado somnoliento".

Los pacientes con problemas para dormir —entre los cuales están quienes padecen insomnio— constituyen una gran parte de la población que van con los médicos generales. Ellos necesitan entender la medicina del sueño a cabalidad y dejar de pensar que las pastillas son una buena solución a largo plazo.

Y, para ser justos, creo que es así. Cada vez veo más médicos que hablan con sus pacientes sobre los peligros de las pastillas para dormir. Comentan su potencial adictivo. Los médicos son cada vez más conscientes de la importancia de aconsejar a sus pacientes y usar la TCC-I. Al menos, los médicos generales ponen límites. Cuando sus pacientes quieren duplicar su dosis de Ativan para conciliar mejor el sueño, los médicos empiezan a decir: "Creo que sus problemas para dormir rebasan mi nivel de experiencia y de comodidad con la situación. Quiero que consulte a un especialista". ¡Aleluya!

TIPOS DE PASTILLAS PARA DORMIR

Antes de hablar sobre situaciones en que las pastillas pueden ser útiles y adecuadas en ciertos pacientes, entender cómo funcionan los distintos tipos ayudará a entender mejor cuál es la adecuada para ti, en caso de que debas tomar alguna.

Pastillas para dormir que se venden sin receta médica

El sueño de todas las pastillas es hacerla en grande y tener su propia sección en la farmacia. Las elaboradas para dormir la hacen en grande y hay una enorme cantidad de anaqueles cubiertos de ellas, mientras esperas una receta médica.

Hace poco fui a una farmacia que pertenece a una cadena grande para ver yo mismo las opciones para los consumidores. Si buscas variedad en términos de pastillas para dormir que se venden sin receta médica, no tendrás mucha suerte. A pesar de la increíble diversidad de colores, medicamentos genéricos y ofertas al 2 × 1, los ingredientes activos en las pastillas que se venden sin receta médica son básicamente los mismos: antihistamínicos.

¿Recuerdas lo que comentamos en el capítulo 5?[3] Su estructura química parecía un espermatozoide. Ah, ahora sí te acuerdas. La histamina nos hace sentir despiertos y alerta. Bloquear la histamina con un anti-histamínico tiene el efecto que crees que tiene. Te hace somnoliento. ¿Los antihistamínicos funcionan? Sí, pero no son especialmente fuer-tes. En las personas ancianas, esos medicamentos pueden tener efectos secundarios negativos como pérdida de la memoria y confusión al día siguiente, así que deben usarse con cuidado.

Melatonina

Vaya, vamos a regresar al capítulo 3 y al tema de la melatonina; como ya sabes es el "químico de la luz". Algunas personas la ingieren como apoyo para dormir. Es popular entre los pediatras para ayudar a los ni-ños a dormir. No estoy seguro por qué. Apuesto a que se considera re-lativamente inofensiva.

El medicamento parece ser más benéfico para resolver los problemas circadianos, como el *jet lag*. Como sedante a largo plazo, su efectividad es incuestionable.

....
AVANCES DE LA CIENCIA
....

En estos días, todo mundo usa melatonina, está de moda. ¿Y de verdad es útil como apoyo para dormir? Un estudio de 2014 mostró la efectividad de la melatonina para impedir el *jet lag* y fomentar una sedación "suave". El estudio fue muy completo y aparentemente llevó a la conclusión de que es tan efectiva como dañina para dormir con la cabeza en la piecera de la cama. Piensa en este estudio si no puedes dormir sin tu melatonina.

....

Valium y medicamentos como la benzodiacepina

En 1955, el científico Leo Sternbach accidentalmente sintetizó la pri-mera benzodiacepina, la clordiazepóxida, precursor del Valium. El me-dicamento se volvió muy popular en todo el mundo porque la gente se lo tomaba y de inmediato comenzaba a no preocuparse por las cosas.

Esta repentina popularidad del Valium entre las amas de casa inspiró la canción "Mother's Little Helper" de los Rolling Stones, la cual hace referencia al medicamento.

Esos tranquilizantes rápidamente fueron adoptados para usarse en el control de ataques epilépticos, la relajación muscular, el control de la ansiedad y como ayuda para dormir. Aunque por lo general son seguras desde la perspectiva de la tolerancia, sus propiedades sedantes, combinadas con su carácter adictivo, llevaron a algunos malos resultados, en particular cuando se les mezclaba con alcohol y otras drogas sedantes. Recientemente, otros informes vinculan estos medicamentos con un posterior declive cognitivo, lo cual los hace mucho menos apetecibles y más aterradoras. Pero los médicos "de la vieja guardia" siguen usándolas como locos.[4] Éste sería un buen momento para revisar la lista de medicamentos de tu abuela y ver si algunos están incluidos. Si encuentras uno, tal vez quieras hacerle una cita con un médico nuevo.

Con el Valium (diazepam), hay muchos medicamentos en la familia de las benzodiacepinas: aprazolam (Xanax), clonazepam (Klonopin), estazolam (ProSom), flurazepam (Dalmane), lorazepam (Ativan), midazolam (Versed), temazepam (Restoril) y triazolam (Halcion).

También se ha descubierto que estos medicamentos eliminan el sueño de ondas lentas. Es un resultado desafortunado para alguien que quiere sentirse mejor al día siguiente. Aquí es donde la sedación y el sueño se desvían. Recuerda, para que el sueño tenga un impacto en tu vida, necesita incluir una cantidad considerable de sueño profundo y todo tipo de cosas reparadoras que lo acompañan. Así es el sueño. El simple hecho de sedar a alguien no produce este efecto. Aunque nadie sabe con exactitud qué produjo la muerte de Elvis Presley, el Valium era un medicamento que se asociaba mucho con "el Rey" y muchas personas creen que contribuyó a su prematura muerte. En ocasiones, la sedación puede ser peligrosa y nunca debe confundirse con el sueño.

Ambien y sus amigas las imidazopiridinas

A pesar de la diversión que disfrutaba todo mundo cuando las benzo-diacepinas interferían con su capacidad para respirar en las noches de sábado, cuando muchos se tomaban unas copitas de vino, se empezó a buscar un nuevo medicamento más seguro. Así apareció el Ambien (zolpidem) en 1993. Fue un milagro, pues parecía tener únicamente el efecto de fomentar el sueño sin los problemas asociados con las benzo-diacepinas. ¡El mundo se salvaría porque sin duda alguna el insomnio sería erradicado como la viruela!

Por desgracia, y todavía no estamos seguros de qué pasó, no fue así. A pesar de este nuevo medicamento, las personas siguieron con insomnio. Lo que es más, los usuarios de este medicamento comenzaron a hacer cosas muy extrañas por la noche. Actuaban sus sueños, comían sin recordarlo al día siguiente, incluso manejaban y tenían relaciones sexuales. Estas cosas llevaron a un control más estricto y a advertencias más fuertes, en particular en las mujeres.

Ningún problema. Hay otros medicamentos que funcionan como el Ambien entre las cuales se puede elegir. ZolpiMist es básicamente Ambien en spray nasal. Intermezzo es una dosis menor de zolpidem diseñada para individuos que se despiertan en la noche y no vuelven a conciliar el sueño. Ambien CR es una fórmula de larga duración para cuando necesitas más Ambien. Honestamente no tengo idea de quién usa Ambien CR ni por qué. Mas no siempre es la respuesta. ¡Sólo ve a un especialista! La empresa que fabrica el medicamento advierte a los usuarios que no deben conducir después de usar Ambien CR. ¿No me crees? Eso está tomado literalmente del prospecto que viene con el medicamento:

Efectos depresores del SNC y discapacidad del día siguiente

Ambien CR es un depresor del sistema nervioso central (SNC) y afecta las funciones diurnas en algunos pacientes, incluso cuando se usa según la receta médica. Los médicos que lo recetan deben monitorear el exceso de efectos depresores; puede presentarse discapacidad en la ausencia de síntomas subjetivos y quizá no se les detecte de manera confiable mediante un examen clínico ordinario (por ejemplo, prueba psicomotriz menos que formal). Cuando pueda desarrollarse tolerancia farmacodinámica o adaptación a algunos efectos depresores adversos de Ambien CR, a los pacientes que lo usan se les debería aconsejar que no manejen ni lleven a cabo actividades peligrosas que requieran de un estado total de alerta mental al día siguiente de usar el medicamento.

Los pacientes con insomnio son difíciles de tratar y no dejan sus pastillas para dormir sin dar batalla. Una de sus excusas favoritas es que deben tomar Ambien para dormir, ir a trabajar y no los despidan. Pero incluso los insomnes más contentos con sus pastillas necesitan reconocer que si su empleo implica levantarse y manejar para llegar al trabajo, tomar este medicamento en realidad no es compatible con eso.

La industria farmacéutica no se detuvo con el Ambien. Sonata (zaleplon) tiene una vida media realmente corta, así que a menudo es usada por personas con dificultades para conciliar el sueño por la noche y sin tiempo para tomar un medicamento de acción prolongada antes de despertarse y manejar a la mañana siguiente. Pero también con este medicamento hay advertencias respecto a manejar bajo sus efectos.

Lunesta (eszopiclona)

Es otra no benzodiacepina que se encuentra en la familia de medicamentos de las ciclopirrolonas. Lunesta es el único disponible comercialmente en Estados Unidos. Viene en dosis de 1, 2 y 3 miligramos, de modo que el usuario puede elegir qué tan fuerte la quiere. Por lo general, las dosis de 1 miligramo son para problemas sencillos que implican no conciliar el sueño y las dosis de 3 miligramos para problemas más serios, como no mantener el sueño o despertarse en la madrugada.

Rozerem (ramelteon)

En 2005, generó mucha atención cuando fue aprobado para tratar el insomnio. A diferencia de las benzodiacepinas y no benzodiacepinas, fue el primero que no se dirigía a GABA, un neurotransmisor inhibidor en el cerebro, que produce efectos sedantes. En cambio, este medicamento funciona en el receptor de melatonina. También es el primero aprobado para uso a largo plazo. Dejando de lado los estudios, no ha generado gran atención y muchos usuarios no se sintieron muy impresionados por sus efectos. En resumen, indiferencia total.

Suvorexant (belsomra)

¿Quieres algo nuevo y brillante? El suvorexant es lo que necesitas. Este medicamento recibió su aprobación para tratar el insomnio en 2014 y actúa como un antagonista de los receptores de orexina (la cual te hace sentir despierto), lo que básicamente significa que impide que la orexina te haga sentir despierto. En general, la dosis es baja y los efectos se consideran relativamente inofensivos. Como afecta al mismo neurotransmisor deficiente en la narcolepsia, los estudios de este medicamento muestran que algunos síntomas poco habituales de la narcolepsia, como la parálisis del sueño y la cataplexia (sentirse paralizado de repente) pueden presentarse. La descripción de esos efectos secundarios durante el comercial de Belsomra, al mismo tiempo, horrorizaron a mi esposa y divirtieron a mis hijos.

Silenor (doxepina)

Es un antidepresivo tricíclico que con frecuencia se usa para tratar el insomnio. Otros tricíclicos, como la amitriptilina, también se usan a menudo. Esos medicamentos ya tienen tiempo de existir. La doxepina se introdujo en 1969 y la amitriptilina, en 1961. Esos medicamentos pueden agravar el síndrome de piernas inquietas en algunas personas.

Antidepresivos/antipsicóticos (y otros medicamentos que no deben usarse como auxiliares del sueño)

Rápido. Adivina cuál es el medicamento con receta más comúnmente usado como auxiliar para dormir. Se acabó tu tiempo. Aquí tienes una pista: es un antidepresivo aprobado por la FDA que no tiene aprobación de la FDA para tratar el sueño. ¿Te rindes? La trazadona, que es sólo uno de muchos antidepresivos que con frecuencia se usan para dormir. Otro es Remeron: lo maravilloso es que su nombre implica que tomarlo detonará el ciclo REM. Por desgracia, con mucha frecuencia también detona aumento de peso.

¿Aburrido de los antidepresivos? Yo sí. Lo nuevo que puedes hacer para divertirte es saltarte los antidepresivos y pasar directo a los antipsicóticos. Medicamentos como el Seroquel (quetiapina), Zyprexa y Risperdal (risperidona), que solían usarse exclusivamente para pacientes con manía o psicosis, ahora se usan para tratar el insomnio simple. De hecho, una opinión emergente dice que los beneficios de estos medicamentos no superan los riesgos de usarlos en el tratamiento de trastornos del sueño. No existe literatura real que apoye su uso para ayudar a conciliar el sueño más rápido ni para mantenerse dormidos. Para mí, esos medicamentos son sinónimo de prácticas riesgosas y mal informadas de algunos médicos que no entienden el sueño ni cómo tratarlo.

Creo que voy a avanzar y a incluir aquí de una vez al propofol, pues sé de por lo menos un médico que lo ha usado para dormir a su paciente. Era Michael Jackson, que murió a causa de la ignorancia de su médico, igual que moriría mi paciente que padece un aneurisma de aorta si me pidiera que yo lo arreglara. No soy cirujano cardiotorácico, así que dejo las cirugías de corazón a quienes lo son. Oigan, cirujanos, ¿por qué no me dejan manejar el insomnio de sus pacientes? Eso haría que tanto ustedes como yo nos ahorráramos problemas.

Último hecho: al momento de la publicación de este libro, ninguna pastilla para dormir demostró mejorar el desempeño al día siguiente. ¡Pero dejar de usar hipnóticos sí!

CUÁNDO ESTÁ BIEN USAR PASTILLAS PARA DORMIR

Aunque la gran mayoría de personas que tienen problemas para dormir no necesitan pastillas, pueden ser una herramienta útil en algunas situaciones. Entender cuándo una pastilla es útil y adecuada y cuándo no es esencial para la efectividad del medicamento.

Las pastillas para dormir funcionan mejor cuando la persona padece problemas específicos y transitorios. Algunos ejemplos:

"Viajo por trabajo un par de veces al mes y realmente me cuesta mucho trabajo dormir en los hoteles donde me hospeda mi empresa. Fuera de eso, no tengo problema."

"A mi esposo le acaban de diagnosticar cáncer y realmente tengo muchos problemas para relajarme y dormir por las noches."

"Acabo de regresar de pasar dos semanas en la India y tengo muchas dificultades con el *jet lag*."

Está bien tener problemas para dormir de vez en cuando. De hecho, es más normal algún episodio de dificultades para dormir de vez en cuando que vivir siempre sin ningún problema. Todos tenemos acontecimientos que favorecen el insomnio. ¡Está bien!

Las pastillas para dormir pueden proporcionar una solución temporal al problema de conciliar el sueño (aunque debes saber que algunas empeoran la calidad del sueño una vez dormido). Piensa en ellas como si fueran gotas para la nariz. A todos se nos congestiona de vez en cuando. Usar gotas para la nariz sin receta médica puede ser muy adecuado para que tu respiración vuelva a la normalidad. Pero, si las usas demasiado tiempo, tu congestión se puede convertir en un problema crónico. Con las pastillas para dormir pasa igual.

El uso ocasional para determinadas situaciones es perfectamente adecuado. Usarlas todos los días... no tanto. Recuerda, el insomnio, como la nariz tapada, es un síntoma, no un diagnóstico.

La clave con el uso de pastillas para dormir es tener un plan. ¿Cuá. es el tuyo para el uso de pastillas? ¿Es una pastilla que usarás el próximo mes mientras lidias con la pérdida del perro de tu familia? ¿La vas a tomar mientras haces la transición del turno de día al de la noche en el trabajo y te ves obligado a dormir durante el día para llegar a trabajar por la noche? ¿Es una que te llevarás cuando vueles a China para dormir en el ruidoso hotel de Beijing? Sin importar por qué la usas, tú y tu médico necesitan un plan.

Un componente esencial es saber cuándo no tomarás la pastilla o dejarás de tomarla por completo. Puedes concederte un mes mientras superas el duelo. Puedes tomarla durante unos días luego de cambiar del turno matutino al nocturno. Puedes dejarla en tu bolsa de viaje para usarla sólo cuando estés fuera. En todos esos casos, el plan te indica cuándo usarla, por cuánto tiempo y cuándo no. Es una forma inteligente de usar los medicamentos para dormir.

Sin embargo, en todas partes, los médicos tienen un grave problema con esta parte del plan. Para muchas personas, parece ser "toma una pastilla todas las noches antes de dormir hasta que veas una luz brillante y tus familiares y amigos muertos te hagan señas de que te reúnas con ellos. Primera receta: 30 pastillas. Posteriores: 600". Así es como se escriben las recetas médicas y es un enorme problema. En otras palabras, el plan parece ser recetarlas por el resto de vida del paciente y no es adecuado como auxiliar para dormir.

El problema es que los médicos a menudo no discuten el plan a largo plazo cuando recetan las pastillas para dormir. Extrañamente, no es distinto con algunos otros problemas. ¿Imagina ir con tu médico general a causa de un sangrado de nariz y que la respuesta al problema sea colocarte un tapón de algodón en la fosa nasal y regresar en unos días para darle seguimiento? Esto podría ser razonable, pero ¿qué pasaría si regresaras y al quitarte el tapón eso ocasionara una terrible hemorragia? ¿No te sorprendería que el médico hiciera exactamente lo mismo, es decir, ponerte más algodón y pedirte regresar? ¿Cuántas visitas soportarías antes de decir: "¿No va a hacer nada para averiguar por qué me sale sangre y no logramos detenerla?" La reiterada administración de pastillas para dormir durante meses o años sin descubrir el problema que ocasiona no dormir no es diferente de sólo usar algodón.

Cacería de pastillas para dormir

1. Necesitas papel y lápiz.
2. Enlista todas las pastillas que tomas actualmente. Para este ejercicio, cuenta cualquiera que uses, aunque no sea técnicamente para dormir (por ejemplo, Seroquel es un antipsicótico, pero a muchas personas se lo recetan con ese fin).
3. Date un punto por cada una. Si el medicamento es una sustancia controlada o si necesitas receta médica cada vez que la compras, ponte dos puntos.
4. Agrega a tu lista cualquier medicamento tomado en el pasado para dormir. Si dejaste de tomar alguno porque no te resultó efectivo, ponte un punto. Si dejaste de tomarlo porque tu médico estaba preocupado por lo mucho que necesitabas conciliar el sueño, ponte dos puntos. De nuevo, cualquier sustancia controlada vale dos puntos.
5. Agrega a esta lista la fecha en que empezaste y, cuando sea el caso, la fecha en que dejaste de tomarlas. En el caso de cada pastilla que empezaste a tomar hace más de diez años, date un punto adicional. En el caso de cualquier medicamento tomado por más de cinco años, date un punto adicional.
6. Si tuviste problemas para dejar de tomar algún medicamento, date tres puntos.

Felicidades. Ahora tienes una lista maravillosamente completa de los medicamentos tomados para trastornos del sueño. Te resultará útil si consultas a un especialista del sueño en el futuro.

En 2015, el equipo de futbol Cuarentainueves de San Francisco tuvieron un puntaje promedio bajo de 14.9 puntos por juego. ¿Tu puntaje fue más alto que el del equipo? Si no, ¿estuviste cerca... como en un gol de campo? Hazte una pregunta muy sencilla: "¿Por qué estas pastillas no funcionan?"

Si respondiste que sí, te recomendaré a un especialista...

Para muchas personas que usan pastillas para dormir de manera crónica, el efecto químico no es nada en comparación con el psicológico. En otras palabras, la pastilla se convierte en la mantita del bebé.

Mis tres hijos tuvieron una mantita (la llamábamos "Boo"). Dormían siempre muy bien cuando se acostaban con Boo. Sin él... cuidado. Recuerdo haber salido de viaje y al momento de alistar a los niños para acostarse preguntarle a mi esposa si había empacado las mantitas a lo que ella respondía: "Pensé que tú las habías empacado cuando pusiste las almohadas en el coche." Luego de esto, por lo general intercambiábamos miradas enojadas pero silenciosas de terror mientras nuestros hijos preparaban sus cerebros para permanecer despiertos en el futuro próximo.

¿Cómo puede un pedazo de material gris andrajoso hacer una diferencia tan grande en el sueño de un niño? ¡Creencia, hábito y miedo! El uso de una pastilla para dormir por lo general no es distinto. El paciente *cree* que es útil y tiene el *hábito* de usarla todas las noches. Lo más importante, el paciente *teme* lo que sucederá si no tiene su muleta. Pero, si has leído todo este libro, sabes que en realidad no hay nada que temer, ¡excepto quizá tomar la pastilla!

La mayoría de las personas que se enganchan con las pastillas para dormir lo hacen inocentemente. Comienzan por alguna buena razón pero no tienen un plan para dejar de tomarlas... así que nunca dejan de hacerlo.

¿Quién necesita una pastilla para dormir? Esta lista es bastante corta:

1. Para periodos breves de estrés agudo secundario a factores de estrés claramente identificables o que afecten el sueño: pérdida de un ser querido, pérdida de un trabajo, divorcio, dolor crónico, entre otros.
2. Problemas del entono: dormir en un hotel, acampar con la familia y otros episodios esporádicos que te ponen en un contexto en que se te dificulta dormir.
3. Trastorno de cambio de turnos: cuando una persona que, como resultado de su trabajo, duerme en momentos no tradicionales y padece alteraciones del sueño y somnolencia como resultado.

4. *Jet lag*: dormir en un lugar donde tu reloj interno difiere del entorno exterior.

5. Hay algunos que añadirían "insomnio primario" a la lista. Son personas "que simplemente no pueden dormir sin medicamentos". Creo hay pacientes que tienen un nivel de vigilia más alto que el de otros, pero darles una pastilla por miedo a que no duerman… No me la creo. ¡Su puntaje de somnolencia siempre es menor que el mío! Esos pacientes necesitan terapia cognitiva conductual, no una pastilla.

Si ves los puntos 3 y 4, resulta muy claro que el momento en que uno duerme puede ser un factor determinante tanto en el desarrollo de un problema como en su tratamiento. El siguiente capítulo aborda la enorme importancia de los horarios y de los factores circadianos en lo que respecta a dormir. En otras palabras, entender el sueño, y saber que lo entiendes, es un primer paso importante. Prepararte adecuadamente para dormir al limpiar tus malos hábitos y tirar tus pastillas también es esencial. Ahora la pregunta es cuándo deberías dormir. Por fortuna, ¡también tengo la respuesta!

- - - - - - - - - - - - - - - - - -
REPASO DEL CAPÍTULO 11

1. Las pastillas para dormir son adecuadas cuando se usan en situaciones específicas para un propósito específico. Entre ellas, las de mucho estrés, el *jet lag* y las dificultades relacionadas con los cambios de turno.

2. Pero, si tomas pastillas para dormir, asegúrate de tener un plan para su uso. Antes de que siquiera las empieces a tomar, trabaja con tu médico para determinar las circunstancias en que vas a tomarlas, por cuánto tiempo y cuándo pasarás a otra terapia o intervención.

3. Si actualmente eres adicto a las pastillas para dormir, habla con tu médico sobre cómo puedes dejarlas. Si lo haces, dormirás mejor.

Espero que ahora tengas algunas preocupaciones respecto a tus pastillas para dormir. Las has probado todas y no funcionan. ¿Qué hacer para mejorar tu sueño? Pensemos de nuevo en la terapia cognitivo conductual. Eres inteligente, entiendes los sentimientos que tienes sobre el sueño y usas tu cama sólo para dormir. La restricción de sueño y el establecimiento de un horario son esenciales. Abre tu agenda; necesitamos hacer algunos cambios a tu horario.

12

Horarios para dormir

ME ENCANTARÍA QUEDARME A PLATICAR, PERO SE ME HACE TARDE PARA IRME A LA CAMA

A lo largo de los años, a menudo me hacen la pregunta: "Si tuvieras que dar un solo consejo para dormir lo mejor posible, ¿cuál sería?" En mi opinión, es fácil: ¡elige una hora y no la cambies!

Cuando te pregunto a qué hora te despiertas en la mañana, la respuesta debería ser una hora simple. Si tu respuesta es: "Me levanto a las 6:45 y por lo general voy al gimnasio o salgo a correr, tienes una estrellita.

Sin embargo, probablemente hay un problema si respondiste: "Por lo general me acuesto a las 11 de la noche, salvo los fines de semana cuando salgo con amigos y me quedo despierto hasta las 2 o 3 de la madrugada. Por lo general, esos días me levanto alrededor del mediodía, nunca después de las 2 de la tarde. Los martes, trato de acostarme temprano, como a las 9, porque los miércoles debo levantarme temprano y tomar una clase de ejercicio en el gimnasio. Esos días, almuerzo en el coche y me duermo una siesta de cuarenta y cinco minutos. Para el final de la semana me siento muy mal y por lo general me quedo dormido en la tarde. Si es así, tengo muchas dificultades para permanecer despierto y a menudo tengo problemas para dormir después. Realmente me resulta muy difícil levantarme e ir a trabajar los lunes… y a menudo llego tarde. De vez en cuando, no más de una vez al mes, me reporto enfermo y me quedo en casa para dormir todo el día…"

¡Vaya! La verdad me perdí un poco de absoluta aburrición a lo largo de esa larga explicación. Pero, debo decírtelo, ésa fue la historia real de un paciente. Lo óptimo es que un individuo tenga una hora constante de irse a dormir o, quizá lo más importante, de despertarse. Por desgracia, no siempre es el caso con individuos que tienen problemas para dormir. Las horas de dormir a veces pueden ser muy extrañas en esas personas y, tristemente, no reconocen que ese estilo de vida de riesgo es una gran parte del problema. De hecho, a menudo consideran que esto implica avanzar hacia una solución.

Algunas personas están en control total de su horario de sueño. Sin importar lo que suceda en su vida, se levantan a las 6 de la mañana y poco después están en el gimnasio haciendo ejercicio. Esas personas son como perros que mueven la colita (el perro tiene el control y mueve la cola). Otras personas se levantan y hacen ejercicio si su noche salió tal y como la habían planeado, pero si su sueño es problemático, su horario se modifica por completo. Si les toma una hora o dos más de lo normal quedarse dormidos, dejan de lado sus planes de ejercicio y se quedan durmiendo. Para esas personas, la hora de despertar depende de su calidad de sueño. No tienen el control, así que, en vez de que el perro mueva la cola, en el caso de esos individuos, es la cola la que mueve al perro. Su horario de sueño está determinado por qué tan bien o mal durmieron.

Algunos ejemplos son los siguientes:

"Me fui a acostar temprano ayer porque la noche anterior dormí mal en el departamento de mi novia."

"Mi alarma sonó a las 6 de la mañana pero, como me dormí a las 3 de la madrugada, la apagué y llamé al trabajo para decir que estaba enfermo."

"Mi esposa me estaba volviendo loco porque resané las paredes del sótano el mes pasado pero todavía no lo había pintado, así que lo hice… me quedé despierto toda la noche para hacerlo. Me dormí una siesta muy larga cuando regresé de trabajar, así que ahora estoy adormilado."

Cuando un individuo duerme de esta manera, todo tipo de cosas malas suceden. Le enseñas a tu cuerpo a dormir sólo cuando estás exhausto. Como una vaca que pasta alimento, tú pastas sueño. Si tienes mucho dinero y no tienes necesidad de trabajar, ¡felicidades! Tal vez el horario del mundo no se aplica a ti y puedes seguir tu horario libremente. Para el resto de nosotros, el mundo está lleno de citas, fechas límite y muchos momentos en que tenemos que estar despiertos.

Todo el tiempo bromeo con mis pacientes y les digo que, si no resuelven sus problemas para dormir, deberían enlistarse en el ejército. Es un entorno maravilloso para dormir. Hacen a la perfección todo lo que tiene que ver con dormir. Su hora de despertar es precisa. Arriba a las 5 de la mañana. ¿Cansado? Se te pasará rápidamente cuando salgas con tu pelotón a entrenamiento físico. Te cambias para desayunar exactamente a la misma hora todos los días. Actividades, más ejercicio, comer, cenar y luego acostarte, de modo que puedas repetir ese preciso horario al día siguiente. En pocos días de entrenamiento, tendrás todo tipo de maravillosos y emocionantes problemas… pero es probable que conciliar el sueño por las noches no sea uno de ellos. Yo siempre pienso en esos soldados cuando un paciente me dice que tiene dificultades para dormir porque "no logra callar su mente". Imagino que, al pasar día tras día haciendo ejercicios extenuantes, soportando que te griten y humillen, extrañando a tu familia mientras te preguntas en qué demonios te metiste, debes tener muchos pensamientos en la mente. Pero, aun así, esos hombres y mujeres logran dormir.

Entonces, ¿cuándo deberías acostarte? ¿Cuándo despertarte? Creo que a estas alturas ves por qué debemos empezar con el último. Necesitas seleccionar una hora para despertarte que funcione en tu vida. Si tienes que llegar a trabajar a las 9 de la mañana y te toma media hora desplazarte, levantarte una hora antes podría funcionarte. A menos que quieras desayunar o bañarte, hacer ejercicio o llevar a los niños a la escuela. El punto es elegir una hora realista. Y asegurarte de incluir tiempo para sentirte despierto.[1] Nadie abre los ojos y se siente perfecto por la mañana, al menos no una de cada tres personas. Así que asegúrate de darte tiempo para pasar de zombi a humano.

Un detalle importante más: no existe una hora de despertarse buena o mala. Sí, dependiendo de si eres un búho o una alondra, un horario podría resultarte mejor que otro. ¿Eres una persona matutina? Levantarte a las 6 de la mañana sería mejor que a mediodía. ¿Siempre has sido un búho nocturno? Quedar de verte con amigos a las 5:30 de la mañana para andar en bici tal vez no sea lo ideal. Dejando de lado los horarios del cerebro, no estoy aquí para juzgar. Las personas del sur hablan sobre dormir como lo hacen sobre el sexo: murmurando avergonzadas. No tiene nada de malo ser búho. No es un pecado.

Establecer una hora de despertar consistente es el paso más importante para establecer tu horario y resolver tus problemas para dormir. Una vez elegida la hora de levantarte, la pregunta es: "¿Cuánto tiempo necesito dormir?"

¿Sabías que el individuo promedio se come siete galletas Chips Ahoy al abrir la bolsa? Está bien. Acabo de inventar ese número. Pero vamos a usarlo como ejemplo. Ahora, imaginemos que vamos al centro comercial y elegimos al azar cien individuos "promedio" y les damos siete galletas a cada uno. ¿Eso significa que todos se las comerán todas? No. Algunos van a comer más, otros menos. ¿Los que coman menos deben preocuparse? No.

Todos necesitamos distintas cantidades de sueño. No te enganches con artículos de revistas que te exigen dormir entre ocho y nueve horas para tener una salud óptima. Es muy probable que ese número no resulte ideal para ti.

Reto del sueño de la cubeta de hielo

Si tienes dificultades para conciliar el sueño o mantenerte despierto, ¡éste es un ejercicio maravilloso que disfrutarás enormemente!

1. Determina a qué hora necesitas despertar y pon varias alarmas a esa hora.
2. Llena una cubeta con hielos y ponla cerca de tu cama. Pídele a tu cónyuge que te salpique con el agua si no despertaste a pesar de las diversas alarmas esparcidas por la habitación.
3. De la hora establecida para despertar, cuenta hacia atrás cinco horas y media. Es a la que debes acostarte. En otras palabras, si tu alarma está a las 6:30, tu hora de acostarte es la 1 de la mañana. Emocionante... ¡harás muchas cosas!
4. Las reglas son simples. Puedes irte a la cama a la hora de acostarte o a cualquier hora *después*. ¿No tienes sueño a la 1 de la mañana? Siéntete libre de quedarte despierto todo lo que quieras.
5. Debes salir de la cama a las 6:30 o antes. Por ningún motivo te puedes quedar dormido más tiempo. ¡Recuerda la cubeta!
6. No se permite dormir siestas. Tampoco dormirte en tu escritorio, después de cenar ni en el sillón en la noche. No se permite dormir a ninguna hora más que durante tu periodo de sueño: de 1:00 a 6:30 a.m.

Este ejercicio es difícil de llevar a cabo y es fácil abandonarlo. ¿Por qué alguien adoptaría este horario? ¿Cómo diablos puede un ejercicio como éste ser la clave para tener éxito al dormir? Espera… una semilla no germina de inmediato.

Nota lo poco que cambia tu sueño durante los primeros días. De hecho, esto en realidad no funciona para nada, doctor. Lo único es que me siento muy somnoliento durante el día y cada vez me resulta más difícil permanecer despierto hasta la 1 de la mañana.

¡Exactamente![2]

Es probable que te sucedan muchas cosas cuando te embarques en el "Reto del sueño de la cubeta de hielo". Lo primero es que al principio no funciona. Nuestros cerebros tienen una estructura llamada *núcleo supraquiasmático*. Esta estructura es el contador de tiempo interno de nuestro cerebro. Funciona para llevar el tiempo de prácticamente todo lo que hace nuestro cuerpo. Regula cuándo nos da sueño y cuándo nos sentimos despiertos. Regula cuándo nuestro cuerpo libera ciertas enzimas y hormonas, las fluctuaciones de temperatura corporal y así sucesivamente... Cambiar esos ritmos toma tiempo, así que no te desanimes si tu problema no se resuelve al primer día.

A medida que hagas este ejercicio, las alteraciones del sueño comenzarán a desvanecerse mientras el cuerpo intenta desesperadamente satisfacer su necesidad de dormir al hacer que las cinco horas y media de sueño sean lo más eficientes posible. En otras palabras, con el tiempo, siempre y cuando no hagas trampa (y volver a poner la alarma cada diez minutos se considera hacer trampa, así que deja de hacerlo), tu cerebro comenzará a mostrar un impulso cada vez mayor de irse a la cama porque llega a la conclusión de que, si quieres dormir, esas preciadas cinco horas y media son lo único que tienes.

¿Tienes un hijo que no quiere comer? Quítale todos los refrigerios y reduce su almuerzo a la mitad. Observa lo que ocurre con la cena en las siguientes dos semanas. El principio con el "Reto del sueño de la cubeta de hielo" es el mismo.

A medida que pasa el tiempo, el cerebro comenzará a ajustarse, se vuelve más continuo y profundo; una forma natural de compensar la falta de cantidad de sueño es incrementar su calidad. Las dificultades ocasionales para conciliar el sueño o mantenerte dormido son cosas del pasado. ¡El mayor problema que tiene ahora esa persona es mantenerse despierta durante el día!

Algo más sucede. Una de las piezas más importantes del crucigrama está en su sitio. Donde antes había miedo a no dormir, ahora hay confianza en la capacidad de meterse a la cama y quedarse dormido. A medida que se acumulen noches consecutivas de sueño exitoso, el individuo estará ansioso por su empleo, sus seres queridos, sus equipos deportivos favoritos... pero deja ir la ansiedad respecto de si va a dormir o no.

La técnica que acabo de explicar se llama *restricción de sueño* y es una parte integral de la terapia cognitivo-conductual (TCC-I). Los pacientes a menudo se sorprenden cuando les digo que resolver sus problemas podría implicar pasar menos tiempo en la cama temporalmente. Para este momento ya sabes que el sueño es una motivación primaria y no necesitas pastillas. Y quienes soportan ese dolor a corto plazo disfrutarán de las ganancias a largo plazo que implica una noche de sueño reparadora… y aprenderán mucho sobre la cantidad de sueño que necesitan para sentirse bien en el proceso.

Eso es realmente conmovedor, pero, a medida que ese problema cae en el olvido, su nuevo problema de aumento de somnolencia diurna se convierte en una verdadera molestia. No te preocupes… sabíamos que esto pasaría con el "Reto del sueño de la cubeta de hielo". La solución es: sigue despertándote a las 6:30 de la mañana, pero en vez de a la 1, acuéstate a las 12:45. ¡Eso te dará quince minutos más de sueño adicional todas las noches o casi dos horas extra de sueño cada semana!

¿Qué sucede? Bueno, si eso resuelve el problema de la somnolencia excesiva durante el día, perfecto. Parece que oficialmente necesitas cinco horas y cuarenta y cinco minutos de sueño en este punto de tu vida. Poco probable pero posible. Si la somnolencia no desaparece, necesitarás manejar más la hora de acostarte (no de despertarte) hasta meterte a la cama y dormirte en quince minutos aproximadamente, mantenerte despierto y sentirte bien al día siguiente. Aunque hay muy pocas personas que sobreviven con menos de seis horas de sueño, por lo general los pacientes que se someten a un entrenamiento de restricción del sueño suelen necesitar entre seis y media y siete. Sólo recuerda que todo el mundo tiene diferentes necesidades de sueño y esa necesidad cambia (por lo general se reduce) con el tiempo.

El ritmo circadiano de nuestro cuerpo puede ser la clave para crear un horario que arregle tus problemas de sueño de una vez por todas. Aunque un horario bien hecho ofrece a muchas personas una salvación del sueño, ¡uno mal hecho puede ser la puerta del purgatorio!

TRASTORNOS DEL RITMO CIRCADIANO

Los horarios para dormir y nuestro ritmo circadiano son importantes. Cuando todo funciona bien y está bien programado, nuestro cuerpo funciona tan fluidamente como una sinfonía, en la que cada sistema de órganos toca su melodía en el momento preciso.

Imagina la sinfonía ahora sin director de orquesta... o quizá una mejor analogía sería con un director de orquesta ebrio. Los metales entrando demasiado rápido; las percusiones muy atrasadas. Ésta es la imagen mental que quiero que imagines cuando pensamos en los trastornos del ritmo circadiano. El cuerpo está demasiado adelantado, retrasado o simplemente parece no tener idea de nada.

TRABAJADORES QUE CAMBIAN DE TURNO, LOS MÁS AFECTADOS RESPECTO AL SUEÑO DE TODOS LOS TIEMPOS

Si pudiera poner un asterisco junto a cualquier sección del libro, sería en ésta. Nadie enfrenta más problemas para dormir que los trabajadores que cambian de turno.

Por definición, son cualquier grupo de individuos que no trabajan en "horarios tradicionales", es decir entre las 9 de la mañana y las 4 de la tarde. En otras palabras, no necesitas trabajar en el turno de la madrugada para estar en este grupo. Puedes trabajar entre 2 de la tarde y 11 de la noche, o que algunos días tengas un turno normal y otros uno no tradicional. Las posibilidades para la alteración del sueño son infinitas.

Millones de personas participan en el cambio de turnos. En Estados Unidos, aproximadamente 15 por ciento de los trabajadores no tienen horas tradicionales. Muchos llevan bien su trabajo, pero alrededor de un cuarto luchan con horarios poco naturales. Muchos tienen problemas.

Enfermedades cardiacas, alteraciones del humor, problemas de peso y cáncer son enfermedades que se vinculan con el cambio de turnos.

No es una broma. Y son sólo las consecuencias para la salud. Para la vida familiar pueden ser igual de devastadoras. Tratar de coordinar horarios y hacer que el resto de tu familia lo entienda puede ser desgastante. Me aventuraré a decir aquí que, en particular para las mujeres con turnos cambiantes, es especialmente difícil porque, además de sus empleos, en muchas situaciones, siguen siendo responsables de las compras, cocinar, limpiar la casa y atender a los niños.

Como regla, cuanto más envejecemos, más difícil se vuelve el cambio de turno porque, a medida que pasa el tiempo, nos volvemos menos orientados hacia la noche y más hacia el día. Esto es importante porque los búhos lidian mejor con los cambios de horario que las personas diurnas, así que, a medida que nos volvemos más orientados hacia las mañanas, nos hacemos menos propicios para trabajar con cambios de turno.

Los trabajadores obligados a hacerlo durante el día duermen menos que los que tienen horarios normales, se enferman más y tienen más problemas en su vida personal. El mundo de 9 a 5 a menudo "no se abre" cuando ellos están despiertos. Para que puedan ir al banco o tomar una clase en un gimnasio a menudo se ven obligados a sacrificar su sueño. Esto significa que los trabajadores que cambian de turno a menudo pasan de un horario a otro. ¿Recuerdas el núcleo supraquiasmático? Sin un horario, cuestan mucho trabajo los tiempos del cuerpo y, por tanto, los trabajadores que cambian de horario, con frecuencia están somnolientos cuando deberían estar despiertos y despiertos cuando intentan dormir.

Es esencial que el sueño de las personas que cambian de turno (cuando pueden dormir) sea normal. Como no tienen poder sobre el sol, depende de ellas recrear la oscuridad de la noche para dormir un poco, aunque deban hacerlo justo a la hora en que el sol sale. Tu cerebro no es estúpido… Sabe qué sucede. Se debe tener cuidado para eliminar la luz.

La exposición a la luz y evitarla puede ser útil para estas personas. Su horario también se vuelve fundamental. Es bastante fácil irse a dormir en la noche cuando está oscuro, cuando todos tus familiares y amigos duermen y la programación de la tele básicamente consiste en ventas por teléfono y repeticiones de *Friends*. No hay nada que hacer. Contrasta eso con la persona que acaba su turno a las 7 de la mañana y se dirige a casa de regreso de la planta nuclear. El sol está saliendo. Es un día muy hermoso. Pasa por el gimnasio. Necesita hacer algunas compras porque ya no tiene leche ni huevos. Cuando llega a casa, en la tele hay un levantamiento militar transmitido por CNN mientras sus hijos pelean por quién se llevará el último paquete de galletas Oreo de lunch. Su pareja tiene una junta temprano (lo cual es habitual) y no llevará a los niños a la escuela. "¿Puedes pasarlos a dejar muy rápido antes de acostarte?" Cuentas y más cuentas... Ya me entiendes. Dormir durante el día es difícil.

No soy fan de las pastillas para dormir, pero éste es un grupo para el cual pueden resultar útiles. Los trabajadores que cambian de turno a menudo se benefician del uso de medicamentos para mantener su estado de vigilia y conciliar el sueño. El diagnóstico de trastorno de cambio de turno actualmente es aceptado por la FDA y una razón válida para recetar medicamentos como el modafinilo y fomentar el estado de vigilia. ¿El trastorno de cambio de turno debería ser un diagnóstico médico al mismo nivel que la gota o la tiña? Eso no me toca decidirlo a mí. Lo que diré es: este trastorno representa una amenaza mayor para la vida del paciente cuando sale de trabajar y se pone al volante que la gota y la tiña juntas. Los medicamentos para mejorar el estado de vigilia no sólo mejoran la productividad laboral sino que tienen que garantizar que el conductor llegue vivo a casa.

El cambio de turnos es costo para los empleadores y difícil para los trabajadores. Los trabajadores pierden más tiempo de sueño que quienes trabajan durante el día. Esto es riesgoso para la salud del trabajador de muchas maneras y, en mi opinión, con la cantidad de investigaciones que se llevan a cabo sobre los peligros que ocasiona, no existirá en veinte años como lo conocemos ahora. Poco a poco han comenzado cambios. Cuando hice mi residencia médica, no había ninguna restricción sobre cuántas horas podíamos trabajar. ¿Sabes por qué se llama "residencia"? Porque los médicos de la generación anterior a la mía de hecho vivían en unos diminutos departamentos dentro del hospital: era su casa. Durante el último año de mi residencia, se puso fin al trabajo ilimitado y se redujo a los residentes a trabajar ochenta horas a la semana. El cambio toma tiempo.

Para mí, el cambio de turno es como el asbesto, un maravilloso aislante cuya fibra es resistente al fuego y se desempeña bien para absorber el sonido. Tiene todo tipo de propiedades químicas útiles y es abundante. El problema es que también puede matarte.

Trabajar con cambios de turno también es una forma maravillosa de incrementar la productividad de tu negocio a veinticuatro horas diarias. Los trabajadores abundan y por lo general el personal de la noche requiere de menos administración. De hecho, como sabes ahora luego de leer el capítulo 1, tanto el asbesto como el cambio de turnos pueden conducir a la muerte. Estoy seguro que fue muy descorazonador para muchos cuando se determinó que un material muy común usado en todas partes para aislar casas y edificios causaba cáncer. Puedo imaginar que existe una sensación abrumadora de "¿cómo arreglaremos el enorme problema creado?" En lo que respecta al trabajo con cambios de turno y a los descubrimientos de sus efectos perjudiciales en el sueño, me siento igual. ¿Cómo arreglar un problema tan importante para la manera en cómo se estructura nuestra cultura?

FASE RETASADA DE SUEÑO *VERSUS* FASE AVANZADA DE SUEÑO

Siempre he sido un búho. Me encanta desvelarme. A menudo pienso mejor tarde en la noche. Me sentía atraído por los horarios nocturnos desde joven. Probablemente es la razón por la cual me convertí en médico. No soy un genio, pero siempre me resultó fácil quedarme despierto hasta tarde y ser funcional mientras los genios luchaban por no desmoronarse.

Como dijimos antes en este capítulo, todos tenemos nuestras preferencias respecto a dormir, también conocidas como nuestro cronotipo: se puede traducir libremente como "tipo de tiempo", es sólo eso, el tipo de tiempo que prefiere nuestro cerebro.

Cuando piensas en el sueño de una persona, hay dos variables principales que se deben tomar en cuenta. La primera es cuánto necesita dormir una persona, de lo cual hablamos en el capítulo 2. La segunda variable es cuándo queremos dormir. Es lo que representa el cronotipo.

Antes de estresarte sobre cuál cronotipo quieres ser, adivina qué. Es algo previamente decidido para ti. Tu cronotipo es influido por tu genética. Genes específicos, llamados genes del reloj influyen en nuestro cronotipo. La edad también parece ser un factor, dado que las personas tienden a ser búhos en sus años de juventud y luego se van volviendo cada vez más diurnos con el paso de la edad. Los cronotipos por lo general no son absolutos y pueden ser manipulados, por lo menos de manera transitoria, con cambios disciplinados a la exposición de la luz, la hora de realizar las comidas, los horarios para hacer ejercicio, la interacción social y los horarios de dormir.

El término técnico para alguien que tiene tendencia de búho es "fase retrasada". Una persona matutina es alguien de "fase avanzada". Ser de fase retrasada o avanzada no representa necesariamente un trastorno del sueño. Sin embargo, cuando el cronotipo de una persona es incapaz de ajustarse para satisfacer las necesidades de su horario de trabajo, entonces se puede diagnosticar como trastorno del ritmo circadiano.

Muchas personas jóvenes son de fase retrasada. Se quedan despiertas hasta tarde hablando en código entre ellas sobre sus horribles padres, llamándose "mejor amigo o amiga" y usando Snapchat. Por fin, a las 3 de la mañana, se quedan dormidas. Por desgracia para ellas, la escuela comienza temprano… muy temprano en algunos lugares. Esto ha creado una situación en la cual el primer periodo antes del receso parece una escena de *The Walking Dead*, con estudiantes somnolientos por todas partes: sin motivación, flojos y nada comprometidos. Justo cuando suena la campana para indicar que es hora de ir a casa, los chicos empiezan a despertar.

En este ejemplo, algunos pueden tener muchas dificultades para desempeñarse bien en esas circunstancias. Sin lugar a dudas yo nunca me sentí muy bien durante las primeras clases de la mañana en la prepa ni en la escuela de medicina. Se puede decir que esas personas padecen un trastorno del ritmo circadiano, específicamente de fase retrasada.

La fase de sueño avanzada es diferente. Aquí el ejemplo es tu adorada abuela que vive en Florida. Tiene un gran día en la playa, llega a casa a almorzar, ve el noticiero de la BBC y está lista para irse a la cama. ¿Qué? No son ni siquiera las 8 de la noche. Está bien. Buenas noches, abuela. Lo siguiente es que a las 4 de la mañana está en la cocina con el Vitamix moliendo hielo, kale y leche de coco para su desayuno. ¿Por qué se levanta tan temprano?

La abuela se levanta a las 4 de la mañana porque su ritmo circadiano está muy avanzado. Tan avanzado, que a veces se siente frustrada porque se despierta a las 2 o 3 de la mañana y ya no vuelve a dormir. La combinación de su edad, que reduce su necesidad de dormir, la disminución en su nivel de actividad, su horario permisivo que le permite tomar una siesta durante el día y su cronotipo avanzado que la hace acostarse y levantarse temprano puede ser la causa de su trastorno.

TRASTORNO DE NO VEINTICUATRO

Como la luz es un regulador tan fuerte del sistema circadiano, los ciegos tienen problemas para mantener el suyo. Sin luz que fije o *entrene* su ritmo circadiano, su sueño y otros procesos (como comer) pueden alocarse, conduciendo a problemas para dormir. Hay medicamentos específicos para esta población que son muy útiles.

TRATAR TRASTORNOS DEL RITMO CIRCADIANO

Para estos trastornos (trabajo con cambio de turno, fase retrasada de sueño, fase de sueño avanzada y trastorno de no veinticuatro), los medicamentos para mejorar el sueño pueden ser útiles. Pero, una vez más, si planeas usarlos, recuerda que primero necesitas un plan.

Aunque los medicamentos para ayudar a dormir a menudo sirven en el tratamiento de trastornos del ritmo circadiano, necesitan acompañarse de otras terapias para tener éxito a largo plazo. Las más importantes para todos, excepto pacientes de no veinticuatro, incluyen luz. Como favorece el estado de vigilia, la abuela la necesita más adelante en el día para mantenerse despierta más allá de la telenovela de las 4. Su nieto cuando se despierta e incluso en sus primeras horas de escuela para mantenerse alerta. Para los trabajadores que cambian de turno, los medicamentos y la luz con frecuencia se usan juntos para favorecer el estado de vigilia. Esas intervenciones pueden ser increíblemente importantes para ayudar a los individuos a mantenerse concentrados durante el trabajo o mientras manejan.

SUGERENCIA DE PRODUCTOS

Con la llegada de luces LED brillantes y económicas, las cajas para tratar trastornos circadianos se han vuelto más accesibles. A mí me encanta la Lightphoria de Sphere Gadgets. Está disponible en Internet y es más brillante que el sol. Si no quieres estar fijo en un lugar, considera la opción de Re-Timer, luz azul-verde recargable que hace que te veas como Tron.

Y no olvides esos lentes Uvex, ya mencionados. Garantizan que la luz de tu computadora no afecte tu sueño al bloquear la luz azul que nos mantiene despiertos. Los lentes que bloquean la azul pueden prepararte para dormir después de tu turno de la noche.

El *jet lag* es una forma de trastorno del ritmo circadiano, así que asegúrate de llevar contigo a todas partes tapones para los oídos y un antifaz cómodo. En vez de una abultada almohada de cuello para apoyar la cabeza durante un vuelo, piensa en NapAnywhere (www.napanywhere.net). Este apoyo para la cabeza plegable es cómodo y ligero y se dobla como un frisbee para guardarse fácilmente en un bolsa de computadora delgada. ¡Yo llevo el mío a todas partes!

El ejercicio, tomar decisiones alimenticias inteligentes y amigables para el sueño (las mencioné en el capítulo anterior) y apegarse a un horario adecuado son fundamentales para evitar que los trastornos circadianos generen problemas en tu vida.

REPASO DEL CAPÍTULO 12

1. Lo más importante para dormir bien es despertarse siempre a la misma hora.
2. Una vez con eso, elige la hora de acostarte que mejor te funcione.
3. De una u otra forma, todo el mundo, joven o viejo, necesita un horario para dormir.
4. Este horario no tiene que ser ocho o nueve horas en el caso de todas las personas.
5. Las personas que cambian de turno necesitan horarios especialmente disciplinados e, incluso entonces, quizá necesiten ayuda posterior con su somnolencia y para mantenerse despiertos.

A veces, incluso los mejores horarios se descarrilan y puede ser necesario un poco de sueño adicional. ¿Cómo dormir la siesta? ¿Dónde deberíamos hacerlo? Las respuestas a continuación…

13

Siestas

¿EL MEJOR AMIGO O EL PEOR ENEMIGO?

Me encanta una buena siesta. Hay pocas personas a las que no les gustan. De alguna manera, el asunto del sueño se siente como trabajo para muchas personas en la noche, pero la siestecita adicional cuando te estiras en el sillón el sábado por la tarde después de llevar a los niños a su práctica de futbol en la mañana se siente diferente… más relajada…

Fuera de eso, ¿cuánto debo dormir? No cabe duda de que no hay una pregunta que me hagan con más frecuencia. ¿Está bien dormir siesta y por cuánto tiempo? Excelente pregunta. Hablemos al respecto.

Para descubrir cuál es el papel de la siesta en nuestras vidas, necesitamos llegar a algunas conclusiones sobre nuestro sueño y qué lo hace "bueno". Uno de los factores más importantes que las personas relacionan con un buen sueño es la eficiencia. La del sueño básicamente es una ecuación matemática:

$$\text{Tiempo que pasamos dormidos} \div \text{Tiempo que pasamos en la cama} \times 100 = \text{Eficiencia del sueño (\%)}$$

Admítelo… es muy fácil. Es sólo el porcentaje del tiempo que duermes cuando estás en la cama. ¿Y cuál es una eficiencia de sueño normal?

Aquí hay desacuerdos menores, pero, para nuestros propósitos, diremos que la meta es 85 a 90 por ciento. ¿Por qué no 100 por ciento? Para responder eso, veamos algunos ejemplos sencillos.

Piensa en una persona que se acuesta a las 9 de la noche. Le toma una hora quedarse dormida. Luego, por lo general no se despierta durante tres horas. En ese punto, va al baño, revisa su correo electrónico y se vuelve a dormir media hora después de despertarse. Duerme profundamente hasta las 7 de la mañana, se despierta, permanece sentada durante alrededor de 45 minutos y luego se levanta. ¡Calculadoras listas!

Entonces, esta persona se acuesta a las 9 y se levanta a las 7. Esto da un tiempo en la cama de diez horas. El tiempo que pasa durmiendo es considerablemente menor.

$$10 \text{ horas} - (1 \text{ hora} + 30 \text{ minutos} + 45 \text{ minutos})$$
$$= 7 \text{ horas } 45 \text{ minutos}$$

Así que saquemos nuestra ecuación de eficiencia del sueño:

$$\text{horas} \div 10 \text{ horas} \times 100 = 77.5 \text{ por ciento de eficiencia}[1]$$

En este ejemplo, a pesar de que la persona duerme casi ocho horas, su eficiencia de sueño es relativamente baja. Por esta razón, se siente bastante mal por la mañana. Cuando una persona llega a mi consultorio quejándose de que "no duerme", las más de las veces en realidad se queja de la mala eficiencia de su sueño. ¿Mala eficiencia del sueño equivale siempre a somnolencia? No siempre. En 2000, Keneth Lichstein descubrió en su exhaustiva revisión de la literatura sobre el insomnio una falta consistente de deficiencia diurna o somnolencia. Los pacientes que se quejan de no dormir o de una mala eficiencia del sueño por lo general tienen puntajes normales en la "Escala de somnolencia de Epworth". A pesar de esto, ¿estos pacientes se sienten mal? Por supuesto. Pasar doce horas en cama para obtener siete horas de sueño puede que no te deje sintiéndote somnoliento al día siguiente, pero a menudo te dejará como si te hubiera atropellado un tren.

Cuando hice la residencia, pasábamos todo el día y toda la noche de guardia. Si la guardia era ligera, podíamos dormir. Si era un día ajetreado, sólo dormíamos un poco en toda la noche. A menudo me sorprendía lo mal que me sentía después de las noches en que dormía seis horas de manera interrumpida. Como en este ejemplo, la cantidad estaba bien, pero la eficiencia era terrible. Recuerda, nuestra meta es 85 por ciento, así que 77.5 por ciento se siente bastante mal.[2]

Algo interesante en este ejemplo es que, como la persona se siente pésimo, a menudo llegará a la conclusión de que duerme pésimo. Aunque es una conclusión apropiada, sus soluciones para arreglar el problema pueden no serlo. Por lo general, es una de las siguientes dos cosas:

1. "Estoy tan cansada que, en vez de irme a acostar a las 9 de la noche, me acuesto a las 8:30 para dormir un poco más."
2. "Dormí muy mal anoche. Me voy a dormir una siesta."

La solución de acostarse más temprano es algo que veo cada semana. Es la misma lógica que pensar que, si no tienes hambre a las 7 de la noche, probablemente tenga sentido llegar al restaurante una hora antes para comer un poco más.

La siesta tiene sentido porque a menudo una persona está muy cansada luego de haber dormido mal. Sin embargo, ¿qué efecto tendrá la siesta en la eficiencia de la noche siguiente?

Este capítulo trata sobre las siestas, no sobre matemáticas y reservaciones en restaurantes, así que revisemos la pregunta original: ¿Cuándo debería tomar una siesta y por cuánto tiempo? La respuesta: está bien tomar una siesta cuando:

1. Tu sueño es eficiente en la noche, pero, a pesar de eso, te sientes somnoliento (no cansado… somnoliento).
2. Y la siesta no altera tu horario para la noche siguiente.

Entonces, ¿qué pensamos sobre el ejemplo de la mujer que dimos antes? ¿Es ésta una noche de sueño eficiente? Lo siento, pero 77.5 por ciento no cumple con el criterio, así que, en este caso, la siesta no es adecuada, aunque esta persona probablemente tenga muchas ganas de dormir una siesta. Sé que piensas que es muy cruel de mi parte no permitirle a esta pobre alma "recuperar" un poco del sueño que perdió la noche anterior, pero, si lo vemos de otra manera, verás que es lo único razonable.

Me encanta comparar dormir con comer (como seguramente habrás notado). En lo que respecta a siestas, no hay mejor analogía. Imagina que tienes un niño en casa que no come bien. Pica un poco de su comida y dice que no tiene hambre, del todo indiferente al discurso de los "niños que se mueren de hambre en [inserta el nombre de un país del tercer mundo]". Noche tras noche, las cenas se convierten en una lucha para poner algo de comida en su estómago. En un estado de total indefensión, llamas al médico en busca de consejo. Mientras los dos hablan sobre la rutina diaria de tu hijo, mencionas algo que llama la atención del médico.

"Así que el camión escolar lo deja en la casa alrededor de las 3:30, come pizza como refrigerio y sale a jugar. Unas horas después, cena y ahí es en donde todo falla. No lo entiendo." Suspiras.

"¡Cómo! ¿Pizza como refrigerio?", pregunta el médico.

"Ah. Le gusta comer unas rebanadas al llegar a casa. Es algo que le encanta hacer."

En este punto, es probable que el médico sugiera que los problemas para comer del niño en realidad no son culpa suya. Tal vez la pizza afecta su apetito unas horas después cuando cena. En otras palabras, pidiendo prestado un argumento de una sección anterior del libro, su necesidad de satisfacer esa motivación primaria (hambre) es débil porque comió.

Regresemos al tema del sueño. ¿Cuáles son algunas razones por las que una persona mostraría una eficiencia del sueño de 77.5 por ciento?

Una razón importante es que esa persona "come refrigerios" en lo que respecta a dormir. ¿Cuál es otra palabra que usamos para referirnos a "dormir"? Tomar una siesta.

Cuando una persona lucha por mantener su sueño en la noche, lo último que queremos es expandir el periodo en que trata de dormir (por ejemplo, al acostarse más temprano o dormirse más tarde). Tampoco queremos agregar periodos de siestas, dado que, invariablemente, reducen su motivación para dormir en la noche.

Por lo general, una siesta tiene el objetivo de complementar o mejorar la eficiencia del sueño en la noche, no el objetivo de compensar su falta de sueño cuando tenía la oportunidad de dormir y no lo hizo.

Esto es tan importante que lo voy a repetir:

Una siesta no tiene el objetivo de compensar la falta de sueño cuando la persona tenía la oportunidad de dormir y no lo hizo.

Sin duda alguna, éste es el error más grande que comete la gente en cuanto al sueño y francamente es tremendo cuando la gente se retira. ¿Por qué? Porque no hay nada que impida que los retirados duerman la siesta durante el día cuando duermen mal por la noche. Sus siestas excesivas tienden a conducir a la incapacidad de conciliar el sueño por la noche cuando quieren hacerlo y el ciclo invariablemente empeora.

Pensemos en una persona distinta. Este individuo se duerme a las 12:30 de inmediato. Lo hace profundamente hasta que suena la alarma a las 6 de la mañana y media hora después está en el gimnasio. Se vuelve una bestia de los pilates durante cuarenta y cinco minutos, se baña y está en la oficina toda la mañana. Para las 11:30, está cansado y toma una siesta de quince minutos. ¿Qué te parece su plan? Vamos a reexaminar nuestros criterios de siestas:

1. ¿Este señor duerme eficientemente? Claro que sí. El tipo apenas y se mueve… es una verdadera "princesa durmiente".[3]

2. ¿La siesta de este chico afectará su sueño en la noche? Probablemente no. Primero que nada, su siesta durará sólo quince minutos. Si pensamos de nuevo en el niño que tiene dificultades para cenar, sería como zamparse un plato de pizza versus un puñado de uvas. Esto no arruinará el sueño de nadie y una siesta de quince minutos probablemente no impedirá que esta persona se duerma al momento de acostarse.

Un comentario sobre la eficiencia del sueño porque la de esta persona probablemente es casi 100 por ciento. A diferencia de todo lo demás que hay en su vida, en lo que respecta a la eficiencia del sueño, mas no necesariamente significa mejor. Una eficiencia de 85 por ciento es excelente y 90 por ciento probablemente también está bien. Que la eficiencia de sueño aumente a partir de ese punto no es especialmente bueno. Sé lo que piensas: 100 por ciento en tu examen de historia de Europa es siempre mejor que responder bien 90 por ciento de las preguntas. ¡Siempre queremos apuntar al cien! ¿Por qué sacar diez no es algo bueno en términos de eficiencia de sueño? Bueno, para empezar, los seres humanos se despiertan cuando duermen. Eso no solo está bien, sino que es normal. Aunque no estés consciente de que te despiertas, así es; pretender el cien por ciento es una meta poco realista. También considera qué sucede cuando realmente estás privado de sueño… como cuando te quedas en vela dos días seguidos tratando de empacar para un gran viaje o trabajando en tus impuestos a medida que la fecha límite del 15 de abril se aproxima. ¿Qué sucede entonces con la eficiencia del sueño? Se vuelve realmente alta. ¿Esto es bueno? ¿Irse a la cama a las 4 de la mañana y despertarse a las 6:30 y tener una eficiencia del sueño prácticamente del cien por ciento significa que tu sueño es excelente? En realidad no, así que ten cuidado con la eficiencia muy alta porque a menudo lo único que indica es privación de sueño…

La otra cosa que es necesario considerar en este caso es la hora de la siesta. La de este chico es antes de almorzar. Aunque la siesta haga su trabajo y reduzca su somnolencia, tiene mucho tiempo para volverse a sentir somnoliento antes dormirse. Los médicos del sueño tienen un dicho: una siesta temprano se suma al sueño de la noche anterior, pero una siesta tarde resta sueño a la noche que viene. Nunca he visto un estudio que demuestre esto, pero para mí tiene sentido y, como es mi libro sobre cómo dormir mejor, vamos a suscribirlo.

Aunque es mejor dormir la siesta temprano en el día, para que realmente sea efectiva, es de vital importancia que sea programada. Recuerda, el cerebro prefiere prever algo, no reaccionar ante algo. Una siesta no es distinta, razón por la cual una programada siempre funciona mejor en comparación con otra que decides tomar de un momento a otro.

Si lo piensas, tiene sentido. ¿Recuerdas lo importante que es ser consistente con la hora de despertarte? Una siesta no debería ser diferente. Elige un momento para que termine, siempre a la misma hora todos los días. Esto no significa que tengas que tomar una siesta todos los días; sólo cuando lo hagas que sea a la misma hora.[4]

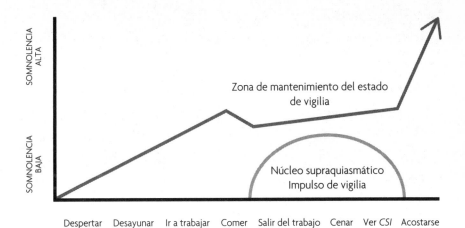

Figura 13.1. Exploración del momento para tomar una siesta por la tarde.

Un recordatorio más. ¿Recuerdas la imagen anterior?

Si miras con atención, hay un pequeño pico en la montaña de la somnolencia poco después del almuerzo. Es la hora en la que experimentamos un aumento natural de nuestra somnolencia diurna. Muchos investigadores del sueño y muchas culturas creen no sólo que es un momento excelente para dormir la siesta, sino que, en términos evolutivos, estamos diseñados para dormir la siesta a esta hora.

La duración es importante. Una de veinte a treinta minutos tiene una duración ideal para mejorar tu estado de vigilia sin ocasionar alteración postsiesta, que consiste en una sensación de mareo, pesadez y ligero dolor de cabeza que sentimos después de una demasiado prolongada. Cuando una persona duerme una muy larga, en un horario errático o no programado, el cerebro puede entrar en sueño profundo. Despertar de este sueño se siente fatal, así que básicamente el estado de alteración postsiesta es cuando tu cerebro cae en un sueño profundo y no quiere salir de él. Así de bueno es el sueño profundo.

Otro elemento del pasado:

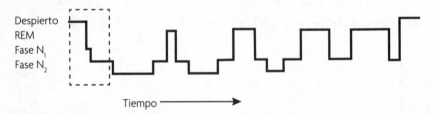

Figura 13.2. Regreso del hipnograma.

¿Reconoces este esquema? ¡Bueno, deberías! Es del capítulo 4. Nota cómo inicialmente el sueño comienza en etapas más ligeras (en el rectángulo punteado). Por lo general, una siesta debe incluir sólo las dos etapas más ligeras, de esta forma:

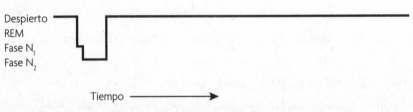

Figura 13.3. Hipnograma de una buena siesta.

Ahora, ve más allá del rectángulo punteado que se muestra en la figura 13.2. ¿Cuál es la etapa que sigue? Exacto. La del sueño profundo. Si la persona que duerme la siesta no tiene cuidado, la sensación refrescante de una rápida siesta será remplazada por un descenso hacia el sueño profundo que nubla la mente. Ahora, la persona que durmió la siesta despertó durante N3. ¡No es de sorprender que tenga alteración postsiesta!

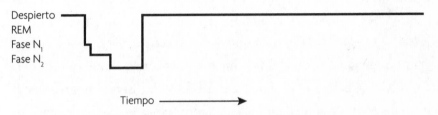

Figura 13.4. "¿Por qué me dejaste dormir una siesta tan larga?"

Como sucede cuando despiertas de una noche de sueño, una siesta siempre debería tener un final definitivo. En otras palabras, debería seguir un horario. "Duermo todas las tardes de 1:00 a 1:25." Sin importar qué tan bien duermas, o no duermas, la siesta termina a la 1:25 los días que la tomes. Para un bono adicional, termina tu siesta todos los días con algo de luz solar y un poco de ejercicio. Su luz solar acompaña el término de una siesta fija, crea una experiencia más poderosa en tu cerebro.

Establecer el escenario para la siesta es esencial. En ningún lugar esto es más evidente que en las siestas que veo en el contexto de los deportes profesionales. Esos atletas tienen lo mejor de todo, y cuentan con los recursos necesarios para lo que necesitan y para desempeñarse al máximo de sus capacidades. Las instalaciones donde entrenan son escaparates del equipo más avanzado en cuanto a tecnología, cuentan con las opciones de alimentos más nutritivas y metabólicas, y los elementos más modernos para su comodidad. Compara esa imagen con la de un hombre, ya adulto, que usa una toalla como almohada para dormir en el piso del clóset de suministros de su equipo de la liga mayor de beisbol. Es una historia real. Literalmente lo encontré dormido en una pequeña alacena llena de barras de cereal y botes de proteína en polvo. "¡Fuera!", murmuró cuando abrí en busca de un refrigerio. Y me fui.

La mayoría de las personas no duermen en el piso de un clóset durante la noche, pero, en lo que respecta a las siestas, las personas las toman donde pueden. Esta guerrilla de las siestas cobra cada vez más fuerza.[5]

¿Por qué el jugador estaba en el clóset de suministros? Por dos razones: *1)* Dormir la siesta requiere de un espacio silencioso y oscuro y, francamente, ése fue el único lugar que encontró con esos criterios. *2)* Dormir la siesta significa que eres débil y flojo, así que, por supuesto, necesita esconderse del público. Cuando elijas el escenario para tu siesta, espero que contemples sólo el punto 1. Si necesitas considerar ambos, ¿hay algo que puedas hacer para que tus superiores esté, más conscientes de la somnolencia en horas de trabajo y de lo mucho que afecta tu productividad general? ¡Hay una razón por la que las empresas modernas tienen cuartos especiales para la siesta!

Cuando elijas un lugar, es preferible que sea silencioso y oscuro. Busca un sitio en donde no te molesten. Yo, cuando duermo la siesta, apago mi celular y Tammy, mi asistente, sabe que, aparte de mi esposa, nadie puede hablar conmigo en ese periodo de veinte minutos.

La tomo en un cuarto oscuro y silencioso. Aunque mi consultorio es muy silencioso, uso tapones para los oídos o algún tipo de máquina de ruido para acondicionar el nivel de ruido de mi cuarto.

....

SUGERENCIA DE PRODUCTO

....

Durante años, Dohm ha producido la máquina de ruido blanco que considero el estándar de la industria. Para una variedad más amplia de sonidos, también me gusta la máquina Sound Oasis. Es pequeña, portátil y funciona con pilas, además de tener un adaptador AC. Aparte del ruido blanco, también tiene sonido de truenos, el océano y madera crujiendo, así como otros más populares que inducen al sueño (sonidos alfa). También tiene audífonos para que los demás no escuchen el sonido de los pajaritos. Y, hablando del sonido de los pajaritos, este aparato hace un gran trabajo para impedir que los sonidos se repitan, de modo que tu cerebro no establezca patrones. Realmente parece natural e integral.

En mi consultorio, tengo una silla que se reclina y tiene un descansapies escondido, de modo que me puedo estirar por completo. Esto es importante porque toma más del doble conciliar el sueño cuando estamos sentados que acostados.

Ponte cómodo. Ten una almohada de verdad, no una toalla doblada para la cabeza. Si en casa eres usuario de la lavanda, es un lugar excelente donde poner lavanda, pues el olor le sugerirá a tu cerebro que estás en casa y duermes en tu cama.

Ten una cobijita. La mía se siente como piel. Es piel falsa, por supuesto. La textura poco común de esta cobija le da otra pista a mi cerebro, como el olor de lavanda, indicando que es hora de dormir. Si en tu vida cotidiana usas mucha piel, esto no funcionará tan bien.

PRODUCTO PARA DORMIR

La lavanda es un detonante del sueño si la usas de manera consistente en tu habitación, pero algunos pequeños estudios sugieren que podría por sí misma fomentar el sueño. En un estudio pequeño, bien dirigido, realizado por George Lewith de la Universidad de Southampton, la lavanda, cuando era rociada en una habitación, parecía ayudar a conciliar el sueño. Un estudio de 2014, realizado en el Hospital Johns Hopkins, encontró que el sueño de una población de terapia intensiva mejoraba si se les exponía a lavanda. Mi spray favorito de lavanda es Aura Cacia Pillow Potion de dos onzas. Me gusta porque lo puedo tener en mi bolsa de viaje (para rociar mi habitación del Marriot) y no te lo confiscan en el aeropuerto.

Un consejo adicional: ¿necesitas un buen regalo para un *baby shower*? Compra un peluche relleno de lavanda. Los pequeños se pueden calentar en el microondas antes de ponerlos a dormir junto al bebé. Todos los demás estarán comprando trajecitos de marinero que le quedan chicos al bebé en tres semanas, pero tu regalo le ayudará a dormir (y también a sus papás). Te van a adorar y el olor ayudará a esconder el del pañal.

Como una nota: la Asociación Norteamericana de Pediatría recomienda que no se usen peluches en la cuna hasta que el bebé tenga un año o más.

Es hora de dormir. Mi truco es nunca querer tomar una siesta con la intención de dormir. Mi meta es acostarme en ese cuarto oscuro y pensar en lo que me venga a la mente. No huyo de pensamientos locos. Los acojo. Anda, piensa en la lista del súper. Planea un discurso para tu jefe sobre por qué mereces ese aumento. Muchas personas tienen dificultades para dormirse porque no pueden apagar su mente. No seas ese tipo de persona. Sólo deja que tu mente vuele. No te preocupes... si necesitas dormir, lograrás tu siesta. Y, aun cuando no, al levantarte te sentirás descansado.

DEUDA DE SUEÑO Y CÓMO PAGARLA

Es un tema muy importante en el mundo del sueño, y a los periodistas les encanta escribir al respecto en las revistas. Una deuda de sueño es exactamente lo que el nombre indica. Es una noche en la que obtienes una cantidad de sueño inadecuada. En otras palabras, te quedas despierto hasta muy tarde leyendo una novela, o tienes dos trabajos o tu vuelo se retrasa y pasas la noche en Atlanta. Sea cual sea la razón, no logras dormir bien.

Las personas que tienen una deuda de sueño son muy comunes en nuestra cultura actual de veinticuatro horas. Un estudio francés que examinó a 1004 individuos de veinticinco a cuarenta y cinco años estimó que 38 por ciento de ellos estaba adquiriendo una deuda de sueño o dormía menos de seis horas y media con regularidad.

Tener una deuda de sueño crónica no es bueno y eso no debería sorprenderte si has leído este libro. Mantén en mente que, cuando hablamos de deudas de sueño, no estamos hablando de insomnio, sino de alguien que se priva a propósito del sueño. (Está bien, no te propusiste ver un maratón de *House of Cards*, pero te picaste, ¿verdad?) Estudios recientes muestran que esta deuda de sueño tiene consecuencias terribles para la salud, incluyendo aumento de peso y una afectación del control del azúcar.

La pregunta es si una vez que se pierde el sueño es posible recuperarlo. ¿Una siesta repara adecuadamente la deuda de sueño? En ese caso, y ésta es la gran pregunta, ¿cuánto tiempo tengo para pagar la deuda? ¿Necesito una siesta al día siguiente? ¿Puedo reponerlo en el transcurso de la siguiente semana? ¿Dos semanas? ¿Un mes?

La respuesta corta es que en realidad no lo sabemos con seguridad, pero la evidencia señala la conclusión de que una deuda de sueño a corto plazo se puede compensar si lo hacemos relativamente rápido. Aunque, de acuerdo con un estudio de 2008, una noche de compensación de sueño puede no ser suficiente para contrarrestar los efectos negativos de dormir mal una noche; un estudio realizado en 2016 por Josiane Broussard mostró que dos noches de compensación de sueño (después de cuatro de dormir cuatro horas con noventa minutos) parecía regresar los niveles de insulina y el riesgo de diabetes a la normalidad.

Mi apuesta es la siguiente y representa aproximadamente 50 por ciento de certeza científica y 50 de hipótesis informada. Creo que podemos recuperar deudas modestas de sueño siempre y cuando lo hagamos rápido y por completo. ¿Te pasaste la noche en vela festejando el Año Nuevo en Times Square? No hay problema, sólo asegúrate de pagar la deuda en los próximos días, porque, a medida que pasa el tiempo, la oportunidad de compensar el pequeño golpe que recibió tu cuerpo se aleja. En otras palabras, la oportunidad de pagar todas las noches que pasé despierto de guardia cuando hice la residencia se desvaneció por completo y el daño a mi salud está hecho. ¡Lo único que podemos hacer es ver hacia adelante!

REPASO DEL CAPÍTULO 13

1. Dormir la siesta puede ser bueno si se hace con sabiduría. Así como debes tener un plan para despertarte siempre a la misma hora por la mañana, ten otro para la siesta.
2. Dormirla está bien si es eficiente y satisfactorio. Es mejor si lo haces temprano en el día y no rebasas los treinta minutos.
3. Si te quedas despierto hasta muy tarde compensa ese sueño lo más pronto posible.

Ahora ya lo sabes todo y controlando lo que puedes: tu actitud, la cantidad de tiempo que duermes, el momento en que lo haces. Tú eres la estrella. Ahora, vamos a cambiar el foco a algunas cosas fuera de tu control. Empecemos con ese ruido que viene de tu habitación en la noche y suena como un híbrido entre sierra y zombi de *Walking Dead*.

14

Ronquidos y apnea

MÁS QUE UN SONIDO HORRIBLE

Por fin llegamos al punto medular de los trastornos del sueño.[1] Este trastorno es la apnea y su terrible efecto secundario: los ronquidos.

Roncar probablemente afecta a un tercio de la población de treinta años. Cuando cumplí treinta, recuerdo que Ames me decía que, si me acomodaba boca arriba, era como si estuviera serruchando unos troncos. Por años, como la mayoría de los hombres que llegan a mi clínica, asumí que mi esposa mentía. Todo el mundo sabe que las mujeres no tienen nada mejor que hacer que acompañar a sus esposos a las citas médicas e inventar historias sobre cómo respiran durante la noche. (Una vez más, soy sarcástico. Sabes que dice la verdad.)

Por un tiempo, aparentemente mis ronquidos aparecían y desaparecían. Si me desvelaba estudiando en la escuela de medicina, al parecer roncaba más. En un punto, en una época particularmente estresante, empeoró tanto que comencé a buscar tratamientos para los ronquidos en Internet, lo cual era toda una hazaña con mi viejo módem de la época.

El primer tratamiento que probé fue el método de "cose una pelota de tenis en una playera". Este método sigue existiendo y, aunque se ha refinado un poco, la premisa es la misma: hacer que la persona se sienta muy incómoda si se acuesta boca arriba. Este método es efectivo para algunos porque el aire está en una posición más estable cuando uno se acuesta de lado.[2] Esto es útil para las personas afectadas por *ronquidos ocasionados por la posición*. Para lo que me resultó más efectiva fue para eliminar las sensaciones cómodas de mi espalda a las que me había acostumbrado toda mi vida, pues invariablemente despertaba encima de la pelota de tenis. En algún punto entre el término "manía" y el movimiento especial del videojuego Ultimate Fighter en el que un jugador le arranca la columna vertebral a su oponente, hay una descripción para el dolor que sentía al despertar sobre la pelota.

A Ames le sorprendía mucho que fuera capaz de seguir durmiendo sobre la pelota. ¿Recuerdas las motivaciones primarias? Cuando eres un estudiante de medicina que muy a menudo se ve privado de sueño, puedes dormir en situaciones muy incómodas: procedimientos dentales, ajustes de columna, recital de ballet en que tu hija sale treinta y ocho segundos. No tenía dificultad para colocarme sobre la pelota y mantenerme ahí.

Como no soy una persona a la que le guste aceptar sus derrotas, mi plan B era ponerme en la espalda una mochila con una pelota de basquetbol. Opté por la pelota roja, blanca y azul en lugar de la típica anaranjada. Me hacía sentir un poco más a la moda, lo cual era importante, dado que no había nada a la moda en mi atuendo. Mi esposa debió pensar lo mismo porque durante esta prueba hubo poco amor para el pequeño Quasimodo.

¿La mochila me impidió dormir boca arriba? Por supuesto que sí. ¿Que si me sentía como Luke Skywalker con Yoda constantemente en mi espalda diciéndome que debía sentir la Fuerza? Sí, también sentí un poco de eso. Era difícil dejarse eso por la noche. A menudo me despertaba por la mañana y veía la mochila en el suelo. Hice la prueba con nudos muy elaborados, pero, como Houdini, no podía quedarme atado. Como si se tratara de una especie de acto de magia, hacía que Ames revisara los nudos antes de mi actuación nocturna. Mi magia era tan buena que los secretos de mis escapes me siguen resultando desconocidos.

A pesar de mis fracasos, por lo menos me sentía cada vez más cómodo con mis limitaciones físicas personales, así que pensé que era hora de pasar a medidas más extremas. Como estudiante de medicina, tenía acceso a todo tipo de suministros y equipo médicos. Entre los cajones de guantes de goma, Surgilube y tarjetas para detectar sangre en el excremento (objetos prestigiosos con que los estudiantes tienen mucha experiencia), había vendas psiquiátricas desechables. Horas después, se las estaba enseñando a Ames.

En este punto, creo que ella pensó que esto era menos extraño que la mochila, así que sólo hizo una mueca, completamente aburrida con el plan C.

La preparación para ir a la cama esa noche estuvo llena de emoción mientras me ataba a la cama, boca abajo. Ames amablemente puso mi despertador porque yo no podía. Nos dimos un beso de buenas noches haciendo el menor alboroto posible y apagamos las luces.

Estuve ahí acostado por un tiempo y me parecía mucho menos cómodo de lo que esperaba. A medida que los últimos rastros de consciencia abandonaron mi cerebro, Ames susurró en la oscuridad: "¿Qué pasaría si se incendia el edificio?" Maldición.

Al final me fui a acostar y dormí bien. No me liberé de las vendas como David Blaine y por fortuna no me desperté con urgencia de hacer pipí. (Nota: robar una bacinica del hospital hoy.) No me sentía diferente. Ames estaba agradablemente sorprendida y parecía que mis ronquidos se habían solucionado. Repetí el proceso y al final me entrené a dormir en una posición: de lado.

Los ronquidos ocasionados por la posición son una cosa, pero el síndrome de apnea obstructiva del sueño es otra. Puedes pensar que roncar es un sonido fuerte asociado con una vibración de aire. La apnea es cuando un conducto de aire se está cerrando. En otras palabras, afecta la respiración o la cantidad de oxígeno que un paciente recibe durante la noche. ¿Puedes roncar sin tener apnea? Por supuesto. ¿Puedes tener apnea sin roncar? En algunos casos sí, pero, por lo general roncar será una señal del potencial de la apnea. De hecho, la repentina desaparición de los ronquidos podrían alertarte de que la persona con la que duermes no respira. Cuanto más severo se vuelva el problema de respiración de un individuo, menos ruido hará.

Nuestros cerebros usan mucho oxígeno. A pesar de que nuestro cerebro pesa sólo 2.7 kilos, usa 20 por ciento del oxígeno del cuerpo. Si el oxígeno es el petróleo, nuestro cerebro es Estados Unidos, es decir, muy dependiente.

Debido a esta dependencia, nuestro cerebro se pone malhumorado cuando se ve privado de oxígeno. Cuando alguien tiene apnea del sueño, priva de oxígeno a su cerebro repetidamente a lo largo de la noche. En algunos casos, estos episodios de falta de respiración pueden suceder veinte, cuarenta, sesenta veces por hora o más. Mucho más en algunos casos.

Entonces, ¿cómo se relaciona esto con el sueño? Simple. Con cada alteración de la respiración, tu cerebro debe tomar una decisión. Mantenerse despierto y dejar que te sigas sofocando o despertarte y tomar aire.

Los efectos que la apnea del sueño tiene en la calidad del sueño son igualmente problemáticos. ¿Recuerdas las gráficas con diversas etapas del sueño? ¿Recuerdas cómo el sueño profundo nos hacía sentir descansados? Cuando un individuo lucha por respirar y se despierta para que esto suceda, es difícil entrar en etapas de sueño profundo. En términos de sueño REM, olvídalo. Recuerda que por lo general está acompañado de parálisis: puede hacer mucho más difícil mantener abierto el conducto de aire por la noche a causa de la reducción del tono muscular del conducto de aire, de modo que el sueño REM por lo general se ve afectado por la apnea del sueño.

Ejercicio de exploración del arrecife bajo el agua

1. Piensa en algún amigo. ¡Vuelen a Cozumel!
2. Ambos necesitan ponerse traje de baño e ir en barco a un arrecife profundo.
3. Ponte un traje de buzo y dale a tu amigo un snorkel y unos goggles.
4. Ambos salten al agua.
5. Dile a tu amigo que van a explorar un arrecife profundo y se quedará con la boca abierta cuando lo vea.
6. Naden al arrecife.
7. Nota cómo para ti es muy fácil bajar al arrecife y ver todos los hermosos peces y corales. Nota también cómo tu amigo comienza a descender pero, a medida que se le acaba el oxígeno, rápidamente debe revertir el camino y nadar a la superficie.
8. Después de divertirte mucho allá abajo viendo el arrecife, asciende, recoge a tu amigo y regresen a la playa.

El "ejercicio de exploración del arrecife bajo el agua" es una forma resumida de la apnea del sueño. Como la persona que llevaba el snorkel, el cerebro desea desesperadamente descender a la maravillosa paz de un sueño profundo pero no puede. Se tiene que despertar para respirar. Una y otra y otra vez...

¿Exactamente por qué pasa esto?

Cuando dejas de respirar, pasan muchas cosas. Los niveles de oxígeno dentro de tu cuerpo comienzan a caer. Cuando vas al médico y te pone una lucecita roja en el dedo, mide los niveles de oxígeno en tu sangre. Además de que esos niveles bajan, los de dióxido de carbono suben, dado que no respiras para expulsar este gas de desecho.

Tu cerebro constantemente monitorea esos niveles de oxígeno y de dióxido de carbono, en un esfuerzo por mantener el equilibrio al interior de tu cuerpo. Cuando el equilibrio se altera a causa de la apnea del sueño, todo el cuerpo emplea una estrategia para garantizar tu respiración y supervivencia: básicamente tu cerebro te asusta para que respires. Piensa en todas las demás cosas que acompañan estar asustado: latidos del corazón rápidos, ansiedad, aumento de la presión. Sí, ¡también están presentes!

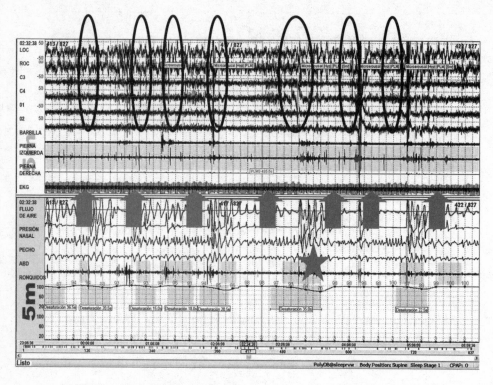

Estudio del sueño donde puede verse la apnea.

Mira esta sección de cinco minutos de un estudio del sueño. ¿Ves los registros hacia arriba y hacia abajo junto a las palabras "Flujo de aire" y "Presión nasal"? Excelente. Lees tu primer estudio del sueño. Nota cómo el patrón de respiración parece subir y bajar mucho menos en las áreas en las que se encuentran las flechas. De hecho, si ves algunas flechas, te preguntarás si el paciente respira. No lo hace.

Se llaman apneas (cuando el paciente deja de respirar por completo y no pasa nada de aire) o hipopneas (cuando el paciente pasa un poco de aire, pero no lo suficiente para evitar que sus niveles de oxígeno se desplomen). Hablando de su oxígeno, veamos. Dice "SpO_2". Vaya, ¡una verdadera montaña rusa! Idealmente, sería una aburrida línea recta aproximadamente en 98 por ciento de la noche. Mira directamente arriba de la estrella. ¡Su oxígeno baja hasta 78 por ciento! Eso no está bien y en muchos pacientes empora aún más.

¡Pero la diversión apenas comienza! ¿Cuál es el papel de los ronquidos en esta fiesta de sofocación? Mira la gráfica donde dice "Ronquidos". ¿Ves cómo los pequeños brotes de actividad parecen suceder al final de los periodos en que no se respira? Es que la persona está tratando de respirar en lucha desesperada por no morir sofocada. Por lo general, el paciente no está al tanto del problema, aunque, cuando las apneas del sueño empeoran mucho, algunos pacientes se sienten incapaces de respirar. La persona que duerme a su lado, el compañero con quien comparten la habitación en un hotel, los demás en la tienda de campaña están *bien* conscientes de tus problemas para respirar y quieren ponerte una almohada en la cara.

Por último, mira los óvalos arriba. Esta sección del estudio de sueño es la EEG… la sección de ondas cerebrales. Nota cómo la EEG de repente cambia de la parte silenciosa afuera de los óvalos a brotes de actividad dentro de ellos. Durante esos brotes de actividad el cerebro se está despertando. ¿Esta persona permanece despierta suficiente tiempo para recordar que se despertó? Por lo general no, pero no recordar haber despertado no significa que no sucedió. Así fue y es un asesinato de la calidad del sueño. Por esa razón esas personas tienen una cantidad increíble de somnolencia al día siguiente… ¡En realidad no durmieron!

Así que vamos a juntar todas las piezas para darnos una idea de lo que sucede en la apnea del sueño.

1. Te acuestas.
2. Te duermes de inmediato.
3. Comienzas a roncar. Malo para tu pareja o cualquier otro miembro de la familia, pero bueno para ti porque por lo menos respiras y oxigenas tu cerebro.
4. Comienza la apnea conforme tu sueño colapsa, impidiendo que respires.
5. El oxígeno en tu sangre comienza a descender.

6. Tu cerebro entra en pánico porque irremediablemente es adicto al oxígeno. Tu cerebro dice: "Estúpido sueño. Despierta. ¡Necesito respirar!"
7. Un fuerte ronquido anuncia el regreso de la respiración. Comienzas a respirar otra vez y los niveles de oxígeno aumentan.
8. Te quedas dormido otra vez y… (ve al paso 3 y repite).

Este proceso, repetido durante meses, años y décadas en algunos casos, le cobra una enorme factura a tu cuerpo. Me gusta pensar que la apnea del sueño es como un óxido. Si encuentras un punto diminuto de óxido en tu coche no hay problema. ¿Lo hay si no lo llevas a hojalatería y pintura hasta la próxima semana? Para nada. Déjalo ahí por los próximos dos años y es probable que se convierta en una reparación muy cara.

Así es como la apnea del sueño afecta a tu cuerpo. Si la ignoras por un tiempo, es probable que no sea un gran problema. Si ignoras lo que tu esposa, médico y amigos te dicen que hagas por años sin hacer caso, acortarás tu vida y empeorarás su calidad.

Ahí están las investigaciones que lo demuestran. De hecho, están en todas partes. La apnea del sueño afecta presión, peso, azúcar de la sangre/diabetes, humor/depresión y genera riesgos de padecer ataques al corazón, infarto, falla cardiaca, fibrilación arterial y muerte en general. Resumen: la apnea del sueño te mata lentamente. Créelo.

Un comentario final: muchos pacientes que la padecen se despiertan con dolores de cabeza y van al baño varias veces durante la noche. Adivina qué sucede cuando un paciente al que nunca le diagnosticaron apnea del sueño comparte con su médico sus síntomas de dolor de cabeza y ganas frecuentes de orinar. ¿Un estudio del sueño para determinar que padece apnea del sueño? ¡Para nada! Le dan pastillas, muchas pastillas. Si de verdad tiene mucha suerte, esas pastillas no las cubrirá su seguro y las pagará como oro.

No caigas en esa trampa. Si despiertas todas las mañanas con dolor de cabeza y crees que orinas más en la noche que durante el día, dile a tu médico que evalúe tu apnea del sueño.

TRATAMIENTOS PARA LA APNEA DEL SUEÑO

Los tratamientos para la apnea del sueño buscan eliminar la obstrucción respiratoria del paciente. El tratamiento más común es la "presión de aire positiva continua", que básicamente consiste en un tubito para mantener abierto el canal de aire. Es el tratamiento más común y quizá el más temido.

Los aparatos de presión de aire positiva continua fueron desarrollados a comienzos de los años ochenta por un médico australiano llamado Colin Sullivan. Como si hubiera estado soñando, tuvo la idea de cómo tratar la respiración obstructiva de sus pacientes por la noche. Su visión implicó desarmar un motor de jacuzzi y con los tubos y una máscara pegada a la cara del paciente, la presión generada mantendría abierto el conducto de aire e impediría los problemas respiratorios por la noche.

Eso funcionó y aún lo hace tan bien que la presión de aire positiva continua se sigue considerando el estándar de oro de los tratamientos para la apnea del sueño obstructiva. Los avances en la tecnología han hecho que los aparatos sean más pequeños, cómodos y efectivos. Hoy, esos aparatos establecen su propio nivel de presión e incluso proporcionan información inalámbrica sobre cómo duerme el usuario por la noche.

Además de la "presión de aire positiva continua", hay otros tratamientos. En algunos casos, dormir de lado ayuda. También bajar de peso porque a menudo reduce la presión en los conductos de aire. Los aparatos orales, que por lo general son hechos por dentistas, crean más espacio al mover hacia delante la mandíbula al estilo de Marlon Brando en *El Padrino*. Al mover así la mandíbula, la lengua se sale del conducto de aire, creando una abertura más larga y más estable.

La cirugía es otra opción. Puede ser tan básica como una tonsilectomía o tan sofisticada como romper la mandíbula y volver a acomodarla o insertar piezas de plástico en el paladar para evitar que se colapse. Una nueva opción quirúrgica implica implantar un dispositivo que estimula los nervios que controlan los músculos que mantienen abierto el conducto de aire por la noche. Sigue siendo hasta cierto punto experimental, pero en el futuro puede proporcionar una opción para pacientes que no reaccionan bien a otros tratamientos. Otras opciones incluyen rayos láser o un ultrasonido diseñado para encoger la parte de la lengua que obstruye el conducto de aire.

- - - - - - - - - - - - - - - - - - -
REPASO DEL CAPÍTULO 14

1. Padecer apnea del sueño y roncar no es lo mismo.
2. La apnea del sueño puede generar consecuencias negativas para la salud (ataques cardiacos, infarto, hipertensión, falla cardiaca, diabetes y choques automovilísticos), así como somnolencia excesiva.

La apnea del sueño es un problema grave y se encuentra en todas partes. Después de muchos, muchos años, las personas por fin le ponen atención a este devastador trastorno del sueño. Sin embargo, no es el único de este tipo. Veamos más de cerca algunas de las demás enfermedades que pueden hacernos pasar una mala noche.

15

Otras enfermedades del sueño tan extrañas que deben ser graves

En mi clínica, veo pacientes todo el tiempo que dicen cosas como: "Me hicieron un estudio del sueño y decía que no padezco apnea del sueño, así que los médicos no saben qué hacer para descubrir por qué me sigo quedando dormido cuando manejo mi tractor".

La apnea del sueño contribuye mucho a la somnolencia a la hora de los servicios religiosos. Sin embargo, no es lo único que ocasiona somnolencia excesiva durante el día. No obstante, muchos médicos y algunos laboratorios del sueño la tratan como si lo fuera. En otras palabras, muchos profesionales de la salud actúan como si:

No hay apnea del sueño = sueño normal

Esto no podría estar más lejos de la verdad. Dices que no tienes apnea, ¿verdad? ¡Felicidades! No debes usar la máscara de Darth Vader. Está bien, ya revisamos el caso de la apnea del sueño. ¿Qué otros diagnósticos del sueño existen?

¿Por qué un centro del sueño presta tanta atención a la apnea del sueño y en algunos casos ignora otros diagnósticos? Por lo general se debe a una de varias razones:

1. Su laboratorio del sueño elige enfocarse en la apnea del sueño. Esto es más común en los laboratorios dedicados al sueño pulmonar (o laboratorios dirigidos por pulmonólogos... es decir, médicos especializados en los pulmones), pero no es exclusivo de ellos. Es una buena razón por la cual es necesario investigar un poco para asegurarte de que te atienden en un verdadero centro del sueño que aborda todo tipo de diagnósticos sueño y no en un laboratorio.

2. La apnea del sueño genera dinero... por lo menos era así cuando escribí este libro. Esto cambia rápidamente, pero, por lo menos como tipo, es una enfermedad que las compañías de seguros cubren. Incluso ahora, tratando de obligar a los médicos a usar más estudios caseros para diagnosticar el problema.

Sólo debes estar consciente de que hay muchos trastornos del sueño que lo alteran en un individuo y hacen que se sienta somnoliento durante el día.

SÍNDROME DE LAS PIERNAS INQUIETAS

Sin duda pensarás que el siguiente trastorno del sueño es inventado, pero te aseguro que no es así. Las farmacéuticas no lo inventan para vender pastillas, como algunos pacientes e incluso médicos han sugerido. El hecho de que *Saturday Night Live* prestó atención a la enfermedad e hizo un sketch sobre el "síndrome de pene inquieto" es suficiente para demostrar que la enfermedad suena absurda. A pesar de su nombre, el síndrome de las piernas inquietas es muy real y afecta a muchas personas con problemas para dormir.

Imagina que acabas de cenar y te dispones a ver tu programa favorito mientras comes unas papitas. Estás ahí, el conductor del programa también... ¿qué podría ser mejor?

Tú estirado en el sillón, el conductor hablando. Espera. No estás cómodo. Levantas las piernas y las cruzas en una posición como de yoga:

mejor. Ahora, ¿qué decía el conductor? Algo sobre mantener una mirada crítica. Pero, ¿qué le pasa a mis piernas? Las siento tan incómodas... como si hubiera insectos recorriéndolas por dentro... ¡como una comezón interna que no te puedes rascar! De repente, lo único que quieres es moverte y, al hacerlo, te sientes mejor. Ahora, con las piernas hacia arriba, recargadas en el sillón, te sientes un poco mejor, pero tu humor decae y tu interés en las personas que hablan en la tele se diluye. Veinte minutos después, estás de pie caminando por la habitación, sintiendo como si hubiera orugas moviéndose por tus piernas. A medida que la noche continúa, se vuelve muy claro que, en cuanto te sientas, tus piernas cobran vida con nuevas y muy molestas sensaciones.

Ahora que tus planes para la noche fueron afectados, te retiras a dormir y te resignas a pensar que el día llegó a su fin. Por desgracia, el problema no desaparece mientras duermes. De hecho, permanecer acostado y descansar lo empeora bastante y aumenta la frustración de la noche. Tu cansado cuerpo suplica dormir, pero tus piernas no entienden el mensaje.

¿Qué es esta terrible enfermedad que parece desconectar tus piernas del resto de tu cuerpo? Es el síndrome de las piernas inquietas, casi imposible de describir para algunos pacientes a pesar de afectarlos todas las noches. A menudo, tratan de comentarlo con su médico general.

—¿Le duele? —pregunta el médico.

—Mmm... bueno, no exactamente.

—¿Se siente como un calambre?

—¿Es como si tus pies se estuvieran incendiando o se sienten adormecidos?

—No, bueno, es realmente difícil de describir.

En este punto, tu médico general probablemente pierde interés en tu problema, que no parece ser particularmente urgente ni estar poniendo en riesgo tu vida. Tal vez te sugiera hacer ejercicio o tomar agua mineral (a veces la enfermedad se relaciona con una deficiencia de mineral) y te vas sintiéndote frustrado y un poco avergonzado. Aunque son sugerencias perfectamente válidas y pueden ser efectivas para algunos (hacer ejercicio tres veces a la semana ha demostrado ser muy útil para personas que padecen síndrome de las piernas inquietas), para muchos no son suficientes. De hecho, para algunas que padecen la enfermedad, paradójicamente el ejercicio empeora las cosas.

Este síndrome es una enfermedad poco común. Desde la aparición del Vegemite, nada había sido tan terriblemente desagradable y tan imposible de describir de una manera inteligente. Cuando las farmacéuticas hicieron anuncios dirigidos a reclutar pacientes para estudios en algunas pruebas de medicamentos, los pacientes a menudo fueron diagnosticados por primera vez después de leer los carteles colgados en las salas de espera de los consultorios médicos. Los pacientes con síndrome de piernas inquietas, que hasta haber entrado a esos estudios no tenían idea de que lo que sentían era anormal, ahora podían ponerle un nombre a su enfermedad y posiblemente tener una cura en sus manos. ¿Cuántos pacientes con migraña o convulsiones no están conscientes de que sienten algo anormal?

Con posiblemente 10 por ciento de la población adulta experimentando esta enfermedad, con base en un estudio de epidemiología realizado en 2015, ¿por qué los médicos no hace más diagnósticos para tratarla? A menudo escucho que la gente dice que esta enfermedad es ignorada porque es nueva. Tonterías. Este síndrome existe desde hace mucho tiempo. Sir Thomas Willis hizo una descripción detallada por primera vez en 1685.

Algunas personas, cuando se recogen y disponen a dormir, sobre todo en brazos y piernas sienten saltos y contracciones de los tendones y una inquietud tan grande de los miembros que no son capaces de conciliar el sueño, como si se encontrasen en un sitio de la más grande tortura.

THOMAS WILLIS, *The London Practice Physick*
(Londres: Basset and Crooke, 1685)

No tengo idea de cómo sea uno, pero estoy muy seguro de que "un sitio de la más grande tortura" es un lugar en el que no quiero estar por ningún motivo. Por desgracia, tengo pacientes que describen su experiencia con este síndrome en términos similares, a menudo, deseando quitarse las piernas para descansar un poco por la noche.

Entonces, ¿qué se ha hecho para difundir la existencia de este síndrome en los últimos 300 años? Básicamente nada en lo absoluto. Los médicos somos buenos para ignorar las cosas que no entendemos y aún mejores para ignorar lo que no somos capaces de tratar.

Hoy, estamos entendiendo y tratando el síndrome de las piernas inquietas. Entre las cosas de las que nos hemos dado cuenta es que en realidad las piernas no son el problema. Es el cerebro.[1] Así es como funciona:

Nuestro cerebro es un molde de gelatina de químicos que se secretan aquí y allá, haciendo que las cosas sucedan. A veces, cuando se libera un químico, se bloquea a sí mismo. Otros también pueden bloquear o mejorar. Es una red asombrosamente intrincada de fuerzas útiles y fuerzas que se oponen; son responsables de todo lo que hacen nuestros cuerpos. Empujan y jalan, por ejemplo, lo cual garantiza que ni el sueño ni la vigilia dominen de modo permanente nuestra vida.

Para prepararte mejor y explicar esto de manera inteligente a tus amigos de Facebook (o a tu médico general), remplaza el término "neurotransmisor" por "químico" y listo, déjate crecer el cabello y no laves tus jeans… ahora operas al nivel de un estudiante de posgrado. Hay muchos neurotransmisores en el cerebro. Uno muy importante es la dopamina, por muchas razones. La más destacada es que, como viste en el capítulo 5, es la que más importa en lo que respecta al placer. Sin ella, las fiestas de las fraternidades estarían libres de humo, terminarían a las 9 de la noche y todo el mundo se iría a casa muy lúcido a dormir.

¿Qué más hace la dopamina? Nos despierta. Se libera de un modo muy circadiano y sus niveles son más altos durante el día y más bajos durante la noche. Perfecto, porque funciona tan bien que por lo general preferimos estar despiertos durante el día y dormidos en la noche. Compara los efectos de la dopamina con los de la melatonina (capítulo 2). Nota cómo ambas trabajan para fomentar la somnolencia durante la noche: disminuyendo la dopamina y elevando la melatonina. Nota también cómo entiendes la naturaleza química del sueño. ¿No te alegra haber decidido leer este libro? Felicidades.

¿Algún otro papel de la dopamina? Resulta que sí... muchos. Nuestro papel más importante es la modulación de actividad muscular. Si lo dudas, pasa algo de tiempo con una persona diagnosticada con Parkinson o ve en YouTube algún trabajo reciente de Michael J. Fox, quien de manera incansable y valiente lucha por impulsar la investigación y la conciencia de lo que es esta enfermedad.[2] El Parkinson es ocasionado por una pérdida significativa de actividad de dopamina en el cerebro. Si pasas tiempo con algún paciente que la padece, invítalo a hacer una rápida carrera contigo. Antes de empezar, asegúrate de que no haya tomado sus medicamentos durante varios días. En sus marcas. ¿Listos? ¡Fuera! Más rápido... ahora recupera el aliento. ¿Cómo les fue? Es probable que, cuando tú voltees para ver la línea de salida, tu oponente apenas se esté levantando de su silla. Nota la lentitud de sus movimientos y lo poco que se mueven sus brazos. Quizá también notes un temblor. Tal vez decidió mandar al diablo la carrera y simplemente se quedó dormido.

Si pensamos en la dopamina, todo esto tiene sentido. Su ausencia hace que se sienta cansado, sin entusiasmo, posiblemente hasta deprimido (algunos antidepresivos como Wellbutrin actúan incrementando el nivel de dopamina).

De regreso al síndrome de las piernas inquietas. Por fortuna, es fácil diagnosticarlo. Tú mismo puedes hacerlo... inténtalo. Busca un amigo y hazle las siguientes preguntas:

1. "¿A veces sientes sensaciones incómodas en las piernas?"
2. "¿Mover tus piernas, caminar y moverte te ayuda a sentirte mejor?"

3. "¿Si te quedas quieto, tus piernas empeoran?"
4. ¿Esto sucede con más frecuencia o severidad por la noche?"

Si tu amigo responde sí de manera entusiasta, quizá tengas la respuesta, porque es muy probable que los pacientes que describen esos cuatro síntomas padezcan el síndrome de las piernas inquietas. Es importante entender este diagnóstico porque con frecuencia está rodeado por mucha confusión, en particular el hecho de que *el diagnóstico del síndrome de las piernas inquietas por lo general no incluye un estudio del sueño*. Esto es fundamental porque: *1)* muchos pacientes necesitan ayuda con sus problemas para dormir pero tienen miedo a someterse a un estudio del sueño, *2)* si un laboratorio del sueño insiste en que uno se someta a un estudio del sueño para diagnosticar el problema, busca otro..

Una vez que se diagnostica el "síndrome de las piernas inquietas", hay varios medicamentos aprobados por la FDA para tratarlo. Algunos funcionan al incrementar los niveles de dopamina del cerebro.[3] Los medicamentos por lo general se toleran muy bien y pueden ser muy efectivos. Como dice el comercial: "Habla con tu médico."

Revisa tus piernas

1. Si tienes un Fitbit o algún otro dispositivo de rastreo de Fitness, cambia un poco y póntelo en el tobillo y no en la muñeca. Si no tienes uno, pídelo prestado a alguien.
2. Este ejercicio funciona mejor si has usado un dispositivo durante un tiempo porque serás capaz de comparar tus hallazgos con la información obtenida de las noches en que lo usabas en la muñeca.
3. Después de usarlo varias noches en el tobillo, observa tus hallazgos. ¿El dispositivo parece indicar mucho más movimiento en la muñeca? Si es así, tal vez experimentas movimientos periódicos de las extremidades durante la noche. Alrededor de 70 por ciento de pacientes con el síndrome de piernas inquietas tienen estos pequeños jalones o patadas en las extremidades inferiores durante la noche. Justo como sucede con los problemas para respirar en la apnea del sueño que, como resultado, despiertan a la gente, estos movimientos también, hacen sentir cansancio durante el día.

> 4. Es interesante que esos movimientos no afectan gran cosa las extremidades superiores, así que los rastreadores de fitness pueden no registrarlos. Si parece haber una gran discrepancia, usar este dispositivo ayudará a descubrir el problema.

Un comentario final sobre el síndrome de las piernas inquietas. Debes estar consciente de que si tu madre duerme mal y tu hermana también y ninguna de las dos puede quedarse quieta cuando se reúne la familia... quizá haya un problema.

NARCOLEPSIA

Gracias al programa de televisión *Seinfeld*, el desmayo inducido por la risa a veces ha recibido el nombre de "síndrome de Seinfeld". Es una forma agradable de describir un problema real. Las personas que pierden el control de sus músculos y caen cuando ríen, probablemente padecen narcolepsia. Como dijimos en páginas previas, es una enfermedad de somnolencia excesiva durante el día, en la cual el individuo pierde la capacidad de estabilizar su estado de vigilia, en otras palabras, las personas normales por lo general están mucho más despiertas desde que se levantan hasta que se acuestan... toda una hazaña si piensas en la adenosina que siempre se acumula en nuestro cerebro. Los pacientes que padecen narcolepsia a menudo pierden el control de su estado de vigilia y muy rápido se quedan dormidos o experimentan sueño, despiertos y conscientes.

En lo profundo de nuestros cerebros se produce un químico llamado orexina, que nos ayuda a mantenernos despiertos. Los pacientes que padecen narcolepsia tienen una deficiencia de orexina. Sin este químico, experimentan síntomas de sueño poco comunes, basados en la incapacidad de mantenerse despiertos. Los cinco síntomas de narcolepsia son:

1. Somnolencia excesiva durante el día y ataques de sueño repentinos (100 por ciento de pacientes con narcolepsia están somnolientos... una fuerte tendencia a quedarse dormidos es medular para el diagnóstico).
2. Alucinaciones mientras se quedan dormidos o al despertar. Las que se tienen al quedarse dormidos se llaman hipnagógicas, al despertar hipnopómpicas. Estas alucinaciones por lo general son bastante benignas, por ejemplo un gato que cruza la habitación, pero a menudo hacen que los pacientes tengan problemas para distinguir la realidad de los sueños.
3. Cataplexia: sentirse débil de repente al reír o sentir alguna otra emoción fuerte. Los músculos que estabilizan las rodillas o los brazos superiores y los hombros a menudos son los más afectados. Esto no necesariamente quiere decir que debas caer al piso. Aunque esta enfermedad a menudo es descrita por los pacientes y otros testigos como desmayo, en realidad no lo es. Por lo general, desmayarse implica caer y perder el conocimiento, lo cual se relaciona con una reducción del flujo sanguíneo que va al cerebro. En la cataplexia, no se pierde el conocimiento durante la repentina debilidad. En otras palabras, la persona que se desmaya a menudo "se pierde", mientras que en la cataplexia por lo general está consciente durante el suceso, que dura segundos o minutos. Esto puede resultar muy útil para diferenciar la cataplexia de un desmayo (también llamado síncope) o de un ataque de epilepsia, dado que ambos por lo general resultan en una alteración de la conciencia.
4. Parálisis del sueño: despertar y estar consciente, pero mantener la parálisis que acompaña el sueño REM durante un tiempo.
5. Sueño nocturno alterado: tal vez pienses que los pacientes que padecen narcolepsia, dada su somnolencia, serían expertos en dormir. Por desgracia, no lo son, pues por lo general se despiertan muchas veces durante la noche.

No puedo enfatizar lo suficiente lo tremendamente afectadas y discapacitadas que están estas personas al sobrellevar sus vidas, siempre somnolientas sin razón alguna. Por extraño que parezca, a menudo no tienen idea de su discapacidad. Imagino que creen que todo el mundo anda por la vida fantaseando sobre el sueño como ellos. Cuando un paciente con narcolepsia se despierta para comenzar el día, se estira, y de inmediato empieza a pensar cuándo volverá a dormir.

Una de las preguntas favoritas de un paciente con narcolepsia era: "¿Recuerda cuando era pequeño e iba a la tlapalería con su padre y lo único que quería era quitar un montón de latas de pintura del estante, acurrucarse y dormir?"

Lo seguí hasta la parte de quitar el montón de latas de pintura del estante. Lo miré y le dije amablemente: "No tengo la menor idea de qué me habla".

Para él, la experiencia de sentirse siempre con sueño era algo que le pasaba a todo el mundo. Algo por lo que pasan todos. Para él, crecer con ganas de dormir en una tienda de herramientas era tan natural como crecer y descubrir al sexo opuesto.[4] Pero no es natural quedarse dormido en todas partes ni tener una abrumadora sensación de somnolencia al ver el sillón detrás de tu maestra de actuación mientras da indicaciones para la siguiente escena. No es natural acostarte en el pasto durante la práctica de atletismo y que tu entrenador te descubra durmiendo mientras recoge todo luego de una tarde de entrenamiento. Éstas son sólo algunas historias que he escuchado.

Al diagnosticarle narcolepsia a su hija, un padre de familia me dijo: "Esto es terrible". Lo miré y le dije: "No... sólo es terrible si esos pacientes nunca son diagnosticados". Sin un diagnóstico, comenzarán a rezagarse, porque su necesidad de dormir poco a poco saca de su vida la escuela o dedicarle tiempo a una pareja. Los pacientes con narcolepsia a menudo se sienten inferiores o "tontos". En mi experiencia, no son tontos en lo absoluto. Con frecuencia son bastante intensos y motivados... tienen que serlo para seguirle el ritmo a las personas que los rodean y no padecen narcolepsia.

Por fortuna, hay muchos medicamentos disponibles que reducen la somnolencia de estos pacientes e incluso los ataques de cataplexia. Aunque la mayoría de medicamentos usados para esta población son estimulantes (Ritalin, Adderall) o favorecen el estado de vigilia (Provigil / modafinilo y Nuvigil / armodafinilo), el Xyrem es más similar al gamahidroxiburato (GHB): se puede usar también para otros casos en dosis altas. Pero el Xyrem es realmente efectivo para pacientes con narcolepsia.

Lamentablemente, la mala comprensión y el miedo que rodean a este medicamento dentro de la comunidad médica a menudo impiden que llegue a manos de quienes más lo necesitan. A decir verdad, es la razón principal por la que dedico tiempo a hablar de él. Hay muchos pacientes que padecen narcolepsia y no han sido diagnosticados. La cantidad de tiempo promedio para obtener un diagnóstico puede ser de diez a veinte años. Una vez diagnosticados, merecen los mejores medicamentos disponibles. Es tarea del paciente decidir si es adecuado para él, no del médico. La era del paternalismo en la medicina ya debería terminar.

Hoy, alrededor de ochenta y cinco trastornos del sueño son reconocidos. Aunque una explicación de todos ellos está más allá de este humilde libro, hay algunos trastornos muy extraños, pero reales, de los que debemos estar conscientes.

TRASTORNO DEL COMPORTAMIENTO REM

Nuestro cerebro por lo general hace un buen trabajo al paralizarnos mientras dormimos. Eso es algo bueno. Cuando sueño que combato contra una manada de monos salvajes, es genial que mi cerebro piense primero en apagar el motor, de lo contrario, Ames acabaría con un codazo en la nariz.

En el trastorno de comportamiento REM, la señal que crea parálisis en el cuerpo nunca es enviada por el cerebro. Esto resulta en una persona que se mueve y actúa sus sueños durante la noche.

Esta enfermedad es importante porque puede relacionarse con el Parkinson. De hecho, puede anunciarlo en muchos casos. No digo esto para asustarte, sino para que estés consciente de que, cuando el abuelo vuelva a actuar los episodios que pasó en la guerra, no ignores esas señales.

BRUXISMO/APRETAR LAS MANDÍBULAS

Rechinar los dientes o bruxismo, es una queja común en las clínicas del sueño. Es interesante que por lo general rechinar los dientes no se ve durante el sueño, sino en los periodos de transición entre el sueño y la vigilia. ¿Recuerdas el estudio de los pacientes con apnea del sueño que leíste como un experto? Todos esos momentos en los que se despertó para respirar son periodos excelentes para rechinar los dientes.

La mayoría de los dentistas tratan el bruxismo con guardas dentales, una barrera física entre un molar y otro. En muy pocas ocasiones se emplean medicamentos. Pero descubrir la razón subyacente que explica por qué un paciente se despierta durante la noche y tratarla con frecuencia puede reducir o eliminar el bruxismo.

PARASOMNIAS: HABLAR DORMIDO (SOMNILOQUIO), CAMINAR DORMIDO (SONAMBULISMO), COMER DORMIDO, TENER RELACIONES SEXUALES DORMIDO

Todos estos síntomas representan trastornos llamados parasomnias. Son muy graciosos y bastante comunes. Tener un episodio ocasional de hablar dormido probablemente no es un problema y en realidad no constituye un trastorno. Gritar obscenidades todas las noches y aterrorizar a tu pareja probablemente es algo que debas atender.

Por lo general, esos trastornos surgen por despertarse en mitad del sueño profundo. Un elemento que contribuye en gran medida a esos comportamientos son las pastillas para dormir, en particular Ambien. Las historias de la acción nocturna que ocurre bajo sus efectos están bien documentadas. He tenido pacientes que interactuan con sus suegros totalmente desnudos, que inician conversaciones con amigos sobre temas terriblemente inadecuados y se despiertan comiendo chocolate para repostería y papas crudas.

Conducir dormido es algo que atrae mucha atención recientemente, ¿y por qué no debería ser así? Hay gente que maneja profundamente dormida y luego no recuerda lo que hizo. Un paciente que manejaba dormido fue una estudiante de universidad que salió de su dormitorio con unos shorts y una playera de tirantes. Luego, se metió en su coche y comenzó a manejar hasta que se sintió confundida. En ese punto, se estacionó y llamó a sus padres, a cinco horas de distancia, y dijo: "Papá, ¿puedes venir a recogerme?"

"Mi amor, me tardaría horas en llegar por ti. ¿Qué pasa? Son las tres de la mañana… ¿Dónde estás?"

"Olvídalo." Y colgó. Por fortuna, la policía la encontró poco después y la llevó a la escuela a salvo. Ella no recordaba nada. Casi volvió a suceder unos días después, esa misma semana.

No tengo ningún consejo para este comportamiento más allá de que se debe cuidar la combinación de pastillas para dormir y alcohol; es algo que necesitas trabajar con un especialista en el sueño. Las causas subyacentes de este comportamiento pueden ser difíciles de determinar y por lo general requieren de un estudio del sueño. Si al final te dicen que necesitas uno, no hay problema. El último capítulo te preparará para ello.

REPASO DEL CAPÍTULO 15

1. En lo que respecta al sueño, como sucede con los coches, hay muchas cosas que pueden fallar. Piensa en la apnea del sueño, pero no te enfoques sólo en ella.

2. Si un amigo, compañero de trabajo o tú tienen problemas para mantenerse despiertos en alguna situación, considera la presencia de alguno de estos trastornos del sueño.

Está bien, ya lo consideraste, pero quieres saber si lo tienes o no. ¿Qué hacer? ¡Un estudio del sueño! Son divertidos y te dan la oportunidad de tener una grabación donde aparezcas haciendo algo extraño en una cama de hotel... ¡le funcionó bien a Kim Kardashian y a Paris Hilton! ¿Cómo te realizan un estudio del sueño y qué esperar? ¡La meta está a la vista!

16

Hora de realizar un estudio del sueño

Los estudios del sueño son geniales. Más incómodos que cuando te frotan un hisopo dentro de la nariz para un análisis de estreptococos, pero menos que una colonoscopía. Están diseñados para que un especialista en sueño monitoree numerosos aspectos de tu sueño, incluyendo respiración, actividad cerebral y muscular. Al examinar tu sueño, esperas que alguien descubra cuál es el problema.

Los estudios del sueño son una herramienta excelente para resolver tus problemas, pero tienen limitaciones y, en algunos casos, no son necesarios ni útiles.

Mantén en mente que una persona de treinta años que duerme un promedio de siete horas por noche ha dormido aproximadamente 76 650 horas en su vida. En consecuencia, un estudio de una sola noche representa una muestra de 0.00009 por ciento del tiempo que ha dormido. Es una muestra muy pequeña. Sin embargo, en la situación adecuada, esta diminuta muestra puede ser la clave para comprender problemas del sueño de un individuo.

Muchas personas temen a estos estudios. Todo parece un poco extraño. No ayuda que la mayoría de los centros del sueño tienen cuartos estériles... como el de la nave espacial en el que te transportarían después de ser abducido por extraterrestres. Sin embargo, cada vez más centros del sueño prestan atención a la comodidad de los pacientes y la decoración puede ser elegante. En algunos casos, los estudios se pueden hacer en casa del paciente.

EL ESTUDIO DEL SUEÑO IMPACIENTE

¿Qué implica un estudio del sueño? En una palabra: pegamento. Prepárate, porque después de tu examen del sueño estarás recogiendo y limpiándote pequeños pedazos de pegamento del cabello y de atrás de las orejas durante días. Si no le advierto a un paciente sobre el pegamento, es seguro qué escucharé al respecto cuando regrese por los resultados. Ya aprendí a advertírselo a la gente.

Ese pegamento es importante porque adhiere firmemente los pequeños cables al paciente durante la noche y miden diminutos impulsos eléctricos que desprenden el cerebro o los músculos. Esto, combinado con aparatos que miden la respiración, el contenido de oxígeno de la

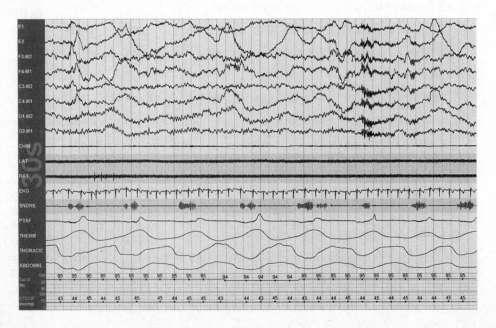

sangre y el ritmo cardiaco, constituyen un estudio del sueño, o polisonograma. Los estudios del sueño combinan esos elementos en una imagen continua del sueño de una persona. En el fundamento del estudio está el nivel de sueño o la etapa. ¿Recuerdas cómo el sueño se divide en tres etapas: fase con sueños, sueño ligero y sueño profundo? Bueno, aquí es donde realmente vemos cómo ocurren esas cosas, en vivo, durante la noche. Es genial.

Ya sé lo que te preguntas. ¿Cómo distinguir las etapas del sueño? Es sorprendentemente fácil. Al prestar atención a la actividad de las ondas cerebrales, al movimiento ocular y al movimiento muscular, podemos determinarlas muy rápidamente.

La imagen anterior muestra muchas líneas onduladas. ¿Qué es exactamente lo que ves ahí? ¿Un detector de mentiras médico? Casi, pero no. Es una captura de pantalla de un examen del sueño. Todas esas líneas son salidas de cables pegados al paciente. A continuación verás lo que miden, parte por parte.

MOVIMIENTOS OCULARES

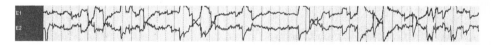

Estos trazos tomados de un estudio del sueño muestran el movimiento del ojo izquierdo y del derecho. Por la forma en que los electrodos están colocados en la cara, parece como si los ojos se estuvieran moviendo en todas direcciones. No es así. Se mueven mucho mientas un individuo está despierto y menos mientras duerme. Durante el sueño REM (o sueño de movimientos oculares rápidos, adivina qué pasa: exacto, se mueven rápidamente). Durante la fase de sueños, se mueven muy poco. Así, podemos ver una forma en la que comenzamos a distinguir distintas etapas del sueño.

ACTIVIDAD DE LAS ONDAS CEREBRALES

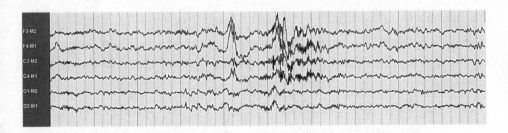

Un componente central del estudio es la medida de actividad de las ondas cerebrales. Presta atención a los ejemplos de distintas etapas y nota las diferencias tú mismo. Algunas ondas se ven grandes y otras pequeñas. Algunas rápidas, otras lentas. Cuando un individuo está despierto, como en el ejemplo que damos aquí, nota lo rápido que las ondas suben y bajan y lo cortas que son. Los estudios del sueño por lo general comienzan y terminan con el sujeto despierto. Además, los pacientes despiertan durante el estudio (a veces frecuentemente... tratar de averiguar por qué a menudo es la razón del estudio). Reconocer la vigilia es un componente esencial para leer un estudio del sueño.

ACTIVIDAD MUSCULAR

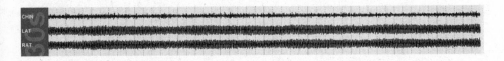

Por lo general, medimos la actividad muscular de tres lugares: barbilla, pierna izquierda (TAI significa "tibia anterior izquierda"; este músculo es responsable de levantar tu pie y es el músculo que se mide comúnmente) y la pierna derecha (TAR). El tono muscular es alto cuando estás despierto, menos en el sueño ligero y en la fase de sueño y nulo cuando sueñas.

Al combinar estas tres medidas, resulta muy claro cómo determinar en qué etapa del sueño estás:

	DESPIERTO	SUEÑO LIGERO (ETAPAS N1/N2)	SUEÑO PROFUNDO (ETAPA N3)	FASE DE SUEÑOS (REM)
Movimiento ocular	Muchos y mucho parpadeo	Menos... lentos y en forma de círculo	Nulos	Movimientos oculares rápidos (de ahí el nombre REM)
Ondas cerebrales	Rápidas y cortas	Más lentas y un poco más altas	Muy lentas y realmente altas	Rápidas y cortas, similares a cuando estamos despiertos
Actividad muscular	Mucha	Menos	Menos	Nula

¿Qué podría ser más fácil? Sólo mira lo que el polisonograma te muestra y sabrás qué etapa del sueño ves. ¡Vamos a probarlo!

Ejercicio del Doctor del Sueño Virtual

"Doctor [tu apellido], necesitamos que nos ayude a interpretar este estudio del sueño. Estamos involucrados en un caso increíblemente complejo y hay vidas en riesgo. ¿Podría decirnos qué etapa del sueño es ésta?

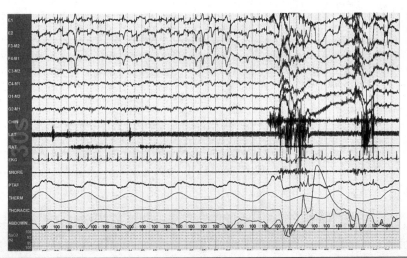

1. ¿Notas todos esos movimientos oculares?
2. ¿Notas las ondas cerebrales rápidas y cortas?
3. ¿Notas todo ese tono muscular?
4. ¡Adivina!

Adivinaste: el paciente está despierto. Lo sé porque, mientras registraba esto, le pregunté qué pasaba y dijo que no mucho. En realidad no me importaba la respuesta, sino saber si estaba o no despierto. Mira las rápidas ondas cerebrales. Sus ojos observan todo lo que hay en el centro del sueño. Su tono muscular es alto. Nota también, "Corriente de aire", "Pecho" y "Abdomen", lo bien que respira… inhala, exhala, inhala, exhala.

SUEÑO LIGERO

Como aprendimos en el capítulo 4, el sueño ligero constituye el cimiento de una noche de sueño (aproximadamente 50 por ciento). Así que, ¿cómo reconocemos el sueño ligero? Mira el ejemplo del estudio. Son los registros de los movimientos oculares y la actividad cerebral.

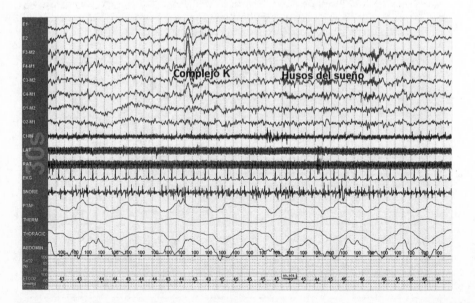

El sueño ligero muestra una amplitud relativamente baja (altura) de ondas cerebrales y los movimientos oculares. Si recuerdas, también del capítulo 4, hay dos categorías de sueño ligero: N1 y N2. Diferenciar las dos se lleva a cabo al analizar dos rasgos distintos llamados "husos del sueño" y "complejos K", característicos del sueño N2, así que, cuando los ves, has pasado del N1 al N2. Antes de dejar el sueño ligero, mira el título "Ronquidos". ¿Ves sus periodos intermitentes? Nota cómo se relacionan con el movimiento ascendente y descendente de los canales de respiración inmediatamente arriba y abajo.

SUEÑO PROFUNDO

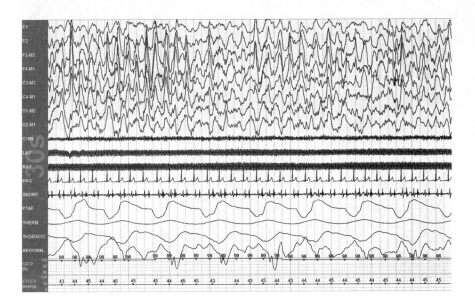

Ahora llegamos a lo bueno. El sueño profundo, o sueño N3, es el que realmente nos refresca para el día siguiente. Compara este ejemplo con el que acabas de estudiar. Primero, mira las seis líneas de hasta arriba: la actividad cerebral. Nota que son mucho más altas y anchas que las que ves en el sueño ligero. Mira la respiración ("Flujo de aire", "Pecho", "Abdomen"). ¿Notas lo perfectamente regular que es la respiración? En el sueño N3, la parte del cerebro que piensa está más relajada, porque las partes más primitivas llevan la batuta.

SUEÑO REM

Por último, analicemos la etapa en que soñamos. En este ejemplo, puedes ver por qué se llama "de movimientos oculares rápidos". Mira las ondas enormes en los primeros dos canales oculares (E1 y E2). Nuestros ojos escapan a la parálisis facial, que se ve por lo general en el sueño REM y afecta al resto del cuerpo: se ve claramente si se observan las líneas planas de los tres canales de actividad muscular ("Barbilla", "TAI" y "TAR").

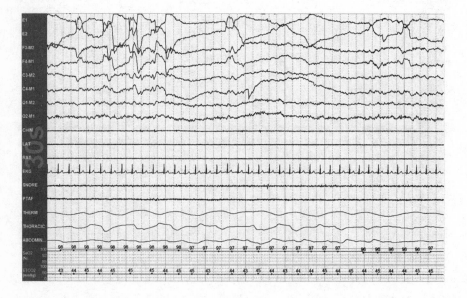

Se pretende que estos ejemplos sirvan como un mero vistazo de lo que los especialistas observan al realizar un examen del sueño. No hay agujas que den miedo. No hay aterradoras sondas anales ni ningún otro tipo de dispositivo siniestro. Sólo algunos cables, pegamento y una cámara de video, así que ponte algo elegante.

En la mayoría de los casos, llegarás a tu estudio alrededor de las 8 de la noche. A veces el centro del sueño está ubicado en un hospital, otras en algún lugar remoto. Nuestro centro del sueño, como muchos otros, está en un hotel elegante. Cuanto más cómodamente duermas, mejores resultados.

Sin importar el lugar, llegarás con tu pijama y tu cepillo de dientes, listo para empezar. Te recibirá un técnico que te escoltará a tu habitación y te hará sentir cómodo. En algún punto, ya cambiado y listo para acostarte, el técnico regresará para colocarte los cables del estudio. Esto básicamente implica pegarte con cinta o pegamento pequeños cables en distintas partes del cuerpo (te dije que había pegamento). Una vez conectado, puedes moverte en la cama todo lo que quieras; incluso, pararte e ir al baño con facilidad. La mayoría de los cables van a la misma caja pequeña conectada junto a tu cama. Si te quieres parar, un técnico simplemente desconecta la caja. No te preocupes. No estarás atado a la cama. Un último comentario. En cualquier momento en que necesites algo, sólo habla fuerte y el técnico te escuchará. Ten en mente que él monitorea muchas cosas sobre ti durante la noche, incluyendo tu actividad cerebral. ¡Es probable que sepa lo que necesitas antes que tú!

Cuando estés listo para dormir, apaga las luces. No te preocupes, no debes dormir a la perfección para que el estudio diagnostique tu problema. Ni siquiera pasar una buena noche de sueño... con unas horas será suficiente. Si te preocupa dormir el día de tu estudio, desvélate la noche anterior para estar un poco más somnoliento. Eso servirá.

Puedes moverte en la cama durante el estudio y dormir en la posición que te parezca más cómoda. Siempre eres libre de llevar tus propias almohadas, cobijas u otras cosas que te hagan sentir cómodo. Cuando duermas, no temas que un cable se desprenda... los técnicos están preparados para manejar la situación.

Cuando amanezca, puedes irte en cuanto despiertes. El técnico te ayudará a quitarte los cables y a limpiar la pasta usada para que no se muevan. Para muchos pacientes, ¡la única parte difícil de todo esto es quitarse el pegamento del cuero cabelludo!

EXAMEN DEL SUEÑO HECHO EN CASA

En los últimos años hubo un enorme cambio al hacer el examen del sueño en casa. Se realiza mediante un dispositivo portátil que permite a los médicos analizar tu sueño desde la comodidad y privacidad de tu propia cama. Aunque dormir en nuestra cama es algo positivo, los estudios del sueño hechos en casa tienen sus desventajas y limitaciones. Entender las diferencias entre los hechos en laboratorios y en casa, y elegir el adecuado, es esencial para llegar al fondo de tu problema para dormir.

Entonces, ¿en qué consiste un examen del sueño hecho en casa? Básicamente es un dispositivo simple que el paciente se coloca y usa durante la noche en su cama. ¡No hay ningún médico, ningún técnico del sueño, sólo tú y algunos cables! Los dispositivos más comúnmente usados hoy en día por lo general monitorean cinco factores biológicos:

1. Flujo de aire o presión del aire (en nariz, boca o ambas)
2. Esfuerzo para respirar (por lo general en el pecho)
3. Saturación de oxígeno
4. Pulso
5. Ronquidos

Aunque es un maravilloso conjunto de cosas por monitorear, ¿te parece que falta algo? ¿Recuerdas todo lo que necesitamos registrar para determinar si alguien está o no durmiendo y en qué etapa del sueño se encuentra (movimientos oculares, actividad cerebral, tono muscular)? Bueno, ¡resulta que la mayoría de los estudios en casa no registran ninguna de esas cosas! Por ello, muchos médicos del sueño detestan el término "estudio del sueño hecho en casa", porque en realidad es falso.

Piénsalo. El hecho en casa no registra el sueño. En realidad es un estudio de respiración y está equipado sólo para responder las preguntas: ¿El paciente respira? ¿El paciente ronca? ¿El paciente tiene latido cardiaco? Puedo responder dos de esas preguntas antes de que el paciente se siente a leer la revista *Rolling Stone* en la sala de espera.

¿A quién le importa? Detalles y minucias lingüísticas, ¿verdad? En realidad no, porque para determinar si un individuo tiene o no apnea del sueño, necesitamos saber cuánto durmió en la noche para sacar nuestra ecuación de apnea del sueño:

Número de problemas de respiración ÷ Tiempo dormido
= Número de problemas de respiración por hora de sueño

Ahora ves por qué el hecho en casa tiene un gran problema. Por lo general no mide el sueño, así que cuando la información de un estudio hecho en casa se analiza, el médico no puede determinar si el paciente duerme o no.

En lugar del tiempo del sueño está el tiempo del estudio, o por cuánto tiempo está prendido el dispositivo mientras el paciente lo usa. Esto es excelente si el paciente no logra quedarse dormido de inmediato y no despierta hasta que el estudio termina, pero esto rara vez pasa… en especial si el paciente padece apnea del sueño. El resultado final es que, cuanto más tiempo pase despierto durante el estudio (sin alteraciones de la respiración), más dispositivos subestiman la severidad de la apnea del sueño. Como las alteraciones de la respiración no suceden mientras un paciente está despierto, el tiempo que pasa así y sin dificultades para respirar se considera tiempo de sueño de respiración normal.

No es el único problema con estos dispositivos. También tienden a ser manipulados. Imagina que eres un conductor de camión que se sabe con un trastorno del sueño. Tu licencia de conducir comercial podría estar en riesgo. Cuando tu médico te entrega el dispositivo para el examen del sueño hecho en casa, dejar que tu esposa lo use para garantizar un reporte normal podría parecer una gran idea. Créeme, sucede.

Los estudios del sueño hechos en casa tienen su lugar. Para alguien que a todas luces padece apnea del sueño, esta elección puede llevar a ahorro de costos significativos. En realidad fueron diseñados para usarse en los siguientes pacientes:

1. Con probabilidades de padecer apnea del sueño o trastornos respiratorios.
2. Incapaces de tener un estudio del sueño normal porque carecen de seguro, no pueden salir de casa fácilmente por razones de salud o sociales (como quien cuida a un enfermo) o personas que por otras razones no pueden pasar una noche fuera de casa.

El mayor problema con los exámenes del sueño hechos en casa es la forma en la que las compañías de seguros plantean su uso. Si es muy probable que padezcas apnea del sueño, quizá sea un buen estudio. Si eres una mujer de veintidós años que no ronca, ha dormido bien durante años y actúas tus sueños, intenta decirle a tu compañía de seguros que necesitas un estudio del sueño. El hecho en casa será tan útil como uno de próstata en su búsqueda de resolver el problema.

Un comentario final sobre los estudios del sueño. Insiste en que, al terminar el estudio, puedas sentarte con el médico que lo interpretó y verlo con él. Tu compañía de seguros acaba de gastar alrededor de 2 000 dólares por esta experiencia. Mereces que te explique los resultados de la prueba alguien que entienda el sueño. Está muy bien un médico general que piensa sobre el sueño y es lo suficientemente consciente como para pedirte que te realices un estudio del sueño. Aun así, mereces que te expliquen el examen, más allá de que tu médico simplemente lea la interpretación.

- - - - - - - - - - - - - - - - - -
REPASO DEL CAPÍTULO 16

1. Los estudios del sueño son realmente útiles y no algo a lo que hay que temer.
2. Los estudios del sueño recopilan una gran cantidad de información sobre el sueño.

3. Si te ves obligado a hacer un estudio del sueño en casa para diagnosticar tu trastorno del sueño y no tienes éxito, insiste en que tu compañía de seguros pague un estudio de sueño impaciente real. También te sugeriría que el estudio lo ordene un especialista en sueño, no tu médico general.

¿Lo ves? No hay nada que temer con un estudio del sueño. Más aún, después de leer este capítulo, te sentarás con tu médico especializado y analizarás con él tu estudio de manera informada.

Hablando de sentarte con tu especialista, muchos pacientes que se hicieron el estudio en el pasado dicen que nunca tuvieron la oportunidad de hablar con un especialista ni obtener sus resultados. Muchos dicen que les dijeron que el estudio "no era concluyente" o que era "normal" y no les dieron ninguna ayuda posterior.

Todos los estudios del sueño proporcionan información útil. Insiste en revisar tus resultados. Es una parte esencial de entender y tratar tus problemas para dormir. Recuerda, este estudio debería marcar el inicio de tu proceso de tratamiento de las alteraciones del sueño y de la relación con tu médico especializado en el sueño, no el final.

Conclusión

¿Este libro es una referencia completa para el tema del sueño? No, no lo es y no pretende serlo. Hay otros libros para eso. *La promesa del sueño*, de Bill Dement, es una exploración maravillosamente detallada de muchos trastornos del sueño, si quieres una mejor explicación que la que encuentras en Wikipedia.

Este libro te dio mucho más que eso. Supongo te ayudó a modelar una visión más amplia que te permitirá identificar mejor lo que sucede con tu sueño (si algo está sucediendo) y cómo arreglarlo.

Comencé a escribir este libro mientras estaba sentado en el aeropuerto Hartsfield en espera de un vuelo en conexión de vuelta a casa en Charlottesville. Empezó como un ejercicio para registrar las cosas de las que hablo con mis pacientes en mi clínica, una forma de archivar las explicaciones y técnicas que funcionan. Las historias y analogías de este libro se han integrado a través de años de observar a otros médicos y atender a mis propios pacientes.

Lidiar con problemas del sueño es difícil, pues a menudo es complicado tener la perspectiva del sueño de alguien. Es como tratar de quitarte un vello en mitad de la espalda. Para hacerlo probablemente tendrás que sostener un espejo y ver tu reflejo en otro espejo… muy difícil. En segundo lugar, incluso cuando identificas el pelo rebelde, quitártelo tú solo probablemente es imposible. Este libro te ha proporcionado una visión mejorada de tu sueño (como si yo te sostuviera el espejo), mientras que, al mismo tiempo, te da algunas ideas mejores de cómo quitártelo.

Tengo un deseo para ti como despedida, querido lector, y surgió de los comentarios que me dio la primera editora que de verdad leyó mi libro. Muy en lo profundo, mientras explicaba algo sobre el insomnio, la editora escribió: "¿Esta oración es útil para las personas que padecen un insomnio tan grave que no sólo es un bache en el camino?" Quedé hecho polvo. ¿Acaso todo lo que había escrito no pudo mostrarle a mi editora que la persona que sufría insomnio severo no era distinta de la persona con insomnio ocasional? ¿Acaso la idea completa de la mentalidad del insomnio, por así decirlo, se le había escapado? Después de pensar al respecto por un tiempo y reflexionar sobre los miles de pacientes vistos a lo largo de los años, llegué a un pensamiento final:

Lograr dormir excelente puede tomar tiempo.

Crear masa muscular cuando tienes sobrepeso y estás fuera de forma toma tiempo. Aprender italiano para tener una conversación también. Nada que sea bueno llega rápido y me temo que el sueño no es algo diferente. Así que, si leíste mi libro y duermes como nunca antes, para cuando llegues a esta sección no podría estar más emocionado. Si no, mi sugerencia es que dediques tiempo a digerir lo aprendido. Prueba algunas de las cosas sugeridas. Quizá con el tiempo encuentres en este libro las soluciones que necesitas. Eso espero.

Nota del autor

No tengo ninguna relación financiera con ninguno de los productos mencionados en este libro. Los descubrí a lo largo de muchos años de ayudar a la gente a dormir mejor, así que quédate tranquilo sabiendo que no financian mi colección de gorros para dormir vintage. He trabajado como asesor/conferencista pagado por varios medicamentos contra la narcolepsia y el síndrome de piernas inquietas, porque creo firmemente que muchos médicos necesitan reconocer y tratar de manera adecuada esas enfermedades. A pesar de numerosas invitaciones recibidas, jamás he dado una conferencia pagada por unas pastillas para dormir.

Agradecimientos

Mi camino para convertirme en especialista del sueño fue preparado por tres fantásticos médicos con los que tuve la fortuna de trabajar y de los que aprendí a lo largo de los años. Quiero aprovechar esta oportunidad para darles las gracias.

Paul Suratt, exdirector del área del sueño de la Universidad de Virginia, fue más que un mentor para mí. Es un amigo y modelo a seguir brillante. Él fue quien por primera vez me habló sobre el sueño cuando estudiaba y me mostró lo asombroso que puede ser este terreno. Estás leyendo este libro por él. Gracias, Paul.

Paul me presentó a Don Bliwise cuando estudié en la facultad de medicina de la Universidad Emory. Está a cargo del Centro del Sueño de dicha Universidad. Si Paul puso la chispa, Don hizo el fuego. No puedo imaginar un hombre más amable, siempre dispuesto a ayudarme desde entonces. Generoso con su tiempo, todo mundo lo adora. Gracias, Don.

Por último, para hacer las cosas oficiales, tuve una beca de investigación en medicina del sueño para trabajar con Brad Vaughn, director del área del sueño en UNC-Chapel Hill. Brad me enseñó todas las minucias de cómo dirigir un centro del sueño y, lo que no me lo enseñó, simplemente se lo copié. Piensa en la persona más trabajadora que conozcas y Brad hizo el trabajo de un día de esa persona a la hora del almuerzo.* Aunque nunca estuve a la altura de tu ética del trabajo, por lo menos tengo una meta a seguir. Gracias, Brad.

Quisiera darle las gracias a Justo Campa por invitarme a su consultorio hace muchos años y confiar en mí después de retirarse. Quiero agradecer a todos los que trabajan en mi consultorio: Perri, Geni, Betsy, Sharon y Johanna, por hacer que mi vida laboral sea tan divertida. Quiero agradecerle a Tammy especialmente por organizar mi caótica vida tan bien y por ser mi apoyo incondicional. Eres excepcional para administrar una oficina y cualquiera que intenté robarte de mi consultorio se va a encontrar con una escena de *Pistoleros*.

Gracias a Jeff por impulsar la terminación del libro, de lo contrario se habría convertido en un extraño amigo imaginario. Vivía en mi computadora, pero nadie podía verlo a pesar de que yo hablaba al respecto de vez en cuando. Tú eres el verdadero responsable de que haya visto la luz.

Gracias a Claire Zion y a todo el maravilloso equipo de Penguin. Realmente se arriesgaron con esto y su apoyo fue evidente desde el momento en que nos conocimos en Nueva York. Consejos para dormir gratis de por vida.

Gracias, David Bowie. Una noche soñé que me llamarías de la nada para contarme sobre ese extraño sueño que tenías de flotar en el espacio y yo te ayudaría a entenderlo todo. Lamento que no haya sucedido. Me encanta tu música.

Lo más importante, gracias a mi familia por haberme apoyado tanto con este proyecto. Maeve, Tyce y Cam, no sólo son los mejores para dormir del mundo, también son jóvenes con quienes es muy agradable estar. A mi esposa, Ames, que nunca dejó de preguntarme: "¿Cuándo vas a hacer algo con ese libro?" Esto te lo dedico a ti.

---

* Es broma… Brad nunca perdería tiempo en salir a comer.

Notas

Capítulo 1

1. Mad Libs® es una marca registrada de Penguin House LLC. Se usó con autorización.
2. Sigo esperando que la revista *Time* publique en portada la siguiente historia: "Científicos revelan los misterios del bazo".
3. También recuerdo que un compañero descubrió que se podía usar una secadora de cabello para calentar la grasa y hacer que fuera más fácil desprenderla del cuerpo. Esto generaba un olor increíblemente asqueroso. Por desgracia, nuestro cerebro almacena los olores con mucha fuerza en nuestra memoria.
4. Hablando de barcos que se hunden, el naufragio y derramamiento de petróleo del *Exxon Valdez* revelaron que la falta de sueño fue la causa principal del accidente. Hablaremos de esto más adelante.
5. Se me acaba de olvidar el comentario que quería a hacer aquí. Ay, es tan frustrante… algo que tenía que ver con el sueño y… ya sabes… eso… ya me acordaré. Sólo sigue leyendo.
6. Como resultado de deportes que implican viajar.
7. Acostarse temprano: sueño de belleza. Desvelarse: garantía de un sueño de mala calidad.
8. Literalmente incontables.
9. Por eso es importante que camines un poco por el pasillo del avión durante un vuelo.

10. Vaya, debe existir una relación importante entre sueño y corazón si el autor del libro pidió al departamento de arte que hiciera un diagrama de todo este asunto.
11. ¡Vaya que estás en la depre en este momento!
12. Era una época en que los Raiders eran asombrosos y los Patriotas, terribles... ¡si puedes creer que esa época existió!
13. Si tienes dudas sobre el tema de la diabetes, lee "Impact of Sleep and Circadian Disruption on Energy Balance and Diabetes: A Summary of Workshop Discussions" [Impacto del sueño y la alteración circadiana en el equilibrio de energía y la diabetes: un resumen de las discusiones del taller] en la revista *Sleep* [Sueño], vol. 38, núm. 12, 2015. Después de leerlo, ya verás las ganas que tendrás de quedarte hasta tarde comiendo M&Ms.
14. Si necesitas más para convencerte, (1) qué sorpresa y (2) compra el libro de Arianna Huffington, *La revolución del sueño*. Te dejará boquiabierto cuando sepas cómo la falta de sueño te está matando de mil maneras posibles.
15. Cuando empecé la universidad, mi lema era: "Dormir es para perdedores". Eso cambió cuando, después de semanas de estar despierto hasta muy tarde, me quedé dormido sin querer antes de una fiesta de champaña de una fraternidad de chicas y me lo perdí todo.

Capítulo 2

1. Te puedes quedar dormido en tu boda, en el nacimiento de tu hijo o al estar haciendo el amor... todas son historias reales de pacientes míos.
2. Esto es algo que veo todo el tiempo. Mi ejemplo favorito era una abogada superexitosa que sentía que era capaz de seguir adelante durmiendo sólo seis horas *a la semana*. A pesar de su afirmación, estaba bien despierta y no se sentía somnolienta en lo absoluto.
3. Bueno, la verdad no. Nada supera al tipo excéntrico que tiene las uñas larguísimas.
4. En los protocolos de investigación, las personas realmente privadas del sueño a menudo necesitan una grúa para impedirles quedarse dormidas.
5. Yo hice un excelente trabajo no haciendo nada mientras mi esposa estaba en labor de parto. Bueno, no es del todo cierto, porque corté el cordón umbilical en cierto momento, así que eso emparejó las cosas.
6. El mismo efecto se puede producir si manejas con la ventana abierta, cantando el nuevo sencillo de Taylor Swift.

7. Sería como si Neil Armstrong escribiera un libro sobre ir a la luna y olvidara contar cómo él y Buzz Aldrin peleaban sobre quién se tomaba todo el Tang.

8. La tradición indica que los investigadores se encierran en un antiguo laboratorio del sueño y deliberan sin cesar hasta llegar a un consenso. Los que están afuera esperando saben que los doctores han decidido los tiempos de sueño apropiados para cada grupo de edad cuando ven salir humo blanco por la chimenea.

9. Es broma. Eres un padre excelente.

Capítulo 3

1. No te confundas con Dormilón, el enanito de la película de 1937 *Blanca Nieves y los siete enanos*. Es interesante que Dormilón es el primer enano que vemos en la película. Me gusta interpretar esto como un guiño simbólico de que dormir es lo más importante del mundo.

2. Para hacerlo todavía peor, toma dos tazas de café, media barra de chocolate y un cachorrito inquieto. Mézclalo bien y sirve caliente mientras ves *El resplandor*.

3. Si simplemente estás demasiado fatigado para hacer este ejercicio, date un puntaje de 7 y toma un pequeño descanso.

4. El reporte de Three Mile Island también plantea la privación del sueño como causa probable.

5. Para ser justos con el talentoso elenco y equipo de *Cats*, era un estudiante de tercer año de medicina que dormía muy poco cuando vi el espectáculo en el maravilloso Teatro Fox de Atlanta, Georgia. Estar despierto la noche anterior durante mi rotación de guardia probablemente hizo que me quedara dormido mientras Rum Tum Tugger hacía la introducción. Tal vez si fuera alguien a quien le gustan los gatos, habría luchado por permanecer despierto, pero el asiento estaba tan cómodo y el hombro de mi esposa era una almohada tan buena que no me pude resistir.

6. En mi clínica hay incontables pacientes que admiten que usan todo el fin de semana para dormir, en un esfuerzo por acumular energía suficiente para la semana de trabajo que se avecina. En algunos casos, esas personas usan el tiempo de las vacaciones para dormir más. Dado que pasan tanto tiempo en la cama, ya te puedes imaginar cómo tienen la casa. Si te invitan a cenar, no querrás decir que sí.

7. ¡Mi libro funcionó! ¡Te hizo dormir! ¡Qué bien! Ten cuidado de mezclarlo con alcohol en el futuro, ya que por lo visto eres bastante sensible a los efectos de este libro.

8. ¿Recuerdas a los pacientes dormidos en mi sala de espera? Me encanta cuando responden 0 en esta pregunta minutos después de que los desperté para llevarlos al consultorio.

9. Te lo advertí.

10. Hace mucho tiempo, hicieron un experimento que consistió en sacar fluido espinal lleno de adenosina de un perro somnoliento y ponerlo en un perro bien descansado. Esto hizo que el perro despierto se empezara a sentir somnoliento.

11. Que te mantendrá despierto toda la noche.

12. No me culpes a mí. Yo no les puse nombre. Si por mí fuera, se llamarían "células del sueño".

Capítulo 4

1. Se podría incluir una tercera categoría, la de "zombi", dado que no están ni vivos ni muertos. Aunque los zombis están más allá del espectro de este libro, vale la pena mencionar que en la comunidad amante de los zombis hay mucho debate respecto a si duermen o no. El consenso es que lo más probable es que no duerman, pero que tal vez vivan en un estado de baja energía parecido al sueño cuando no persiguen humanos.

2. A menudo me preguntan por la relación entre sueño REM y R.E.M., la magnífica banda de rock alternativo. Michael Stipe, líder del grupo, tomó el nombre de un diccionario y decidió agregar puntos después de cada letra. Cuando nos referimos a la fase del sueño REM se escribe sin puntos.

3. "Señora, voy a necesitar que se despierte y puje. El bebé ya casi está aquí", es una de las cosas que pocas veces se escuchan en la sala de partos.

4. Los demás asistentes a la fiesta estarán mucho más interesados en este hecho curioso que en las cosas que han estado un poco tensas entre tú y tus suegros últimamente.

5. Es un sueño ligero más profundo, no un sueño profundo más ligero. Gran diferencia.

6. Por esta razón aconsejo a los atletas con los que trabajo que protejan su sueño para que puedan maximizar la producción de hormona del crecimiento (HGH). Esto es esencial para recuperarse del desgaste que genera su deporte.

7. ¿Alguna vez te has preguntado por qué permanecer despierto hasta tarde estudiando para los exámenes siempre te lleva a enfermarte y a sacar 7?

Capítulo 5

1. ¿Recuerdas la adenosina y la melatonina?
2. Por desgracia para algunos, la necesidad de tener una dosis de dopamina es inevitable y conduce a una adicción. Por lo general, la dopamina es el elemento central de los comportamientos adictivos.
3. El término *hipocretina*, en una traducción libre, parecería significar "menos que o por debajo de", "un individuo con problemas cognitivos" (cretino). Así que mejor voy a usar *orexina*. El término *hipocretina* me parece muy poco correcto políticamente.
4. No recuerdo dónde lo puse. ¿Qué le pasa a mi memoria?

Capítulo 6

1. Un nombre bastante rimbombante.
2. Sorprendente, ¿verdad?

Capítulo 8

1. ¡Dios mío, son las 3:15! No podré volverme a dormir ahora que poseo esta información. ¡Cómo desearía no saber qué hora es a las altas horas de la madrugada!
2. De verdad, no tienes que preguntarle a mi esposa.
3. Básicamente, sólo evita las camas de otras personas.
4. Una cosa más sobre el sexo y el sueño. El sexo puede favorecer el sueño a través de diversos mecanismos. Primero, el sexo es una actividad física que, como sabes, incrementa la adenosina, la cual favorece el sueño. A menudo, el sexo sucede en la oscuridad, lo cual fomenta la secreción de melatonina. Además, el orgasmo fomenta la liberación de prolactina, que actúa para suprimir la dopamina en el cerebro, que fomenta la vigilia. Por último, el sexo produce oxitocina, que fomenta la relajación y los sentimientos positivos, ayudándonos a relajarnos y dormir.
5. Un comentario interesante sobre las mascotas: muchos pacientes de mi clínica diagnosticados con síndrome de apnea del sueño obstructiva, enfermedad en que se deja de respirar durante la noche, a menudo se quejan de que su perro los despierta durante la noche. En la mayoría de los casos, el dueño reporta como algo muy molesto ser despertado de su sueño con el perro lamiéndolo. Luego, una vez que el individuo es diagnosticado con apnea del sueño y después de recibir tratamiento, el perro deja

de despertarlo. He titulado este fenómeno "el efecto Lassie", porque creo que el perro es consciente de que la persona se está ahogando, deja de respirar y simplemente trata de que su dueño respire. A la fecha, nunca he hablado con el dueño de un gato que describa que esto ocurre. Mi teoría es que, como el perro, el gato es consciente del problema de respiración de su dueño, pero no hace nada al respecto.

6. Mantén en mente que es probable que esos individuos no perciban la pérdida de sueño tan significativa que genera la cafeína. En otras palabras, si eres una persona que cree que el café que tomas después de la comida o más tarde en la noche no afecta tu sueño, te equivocas.

7. La marca "Republic of Tea" tiene un té llamado "Zzz" que es excelente para dormir porque no sólo contiene manzanilla y pasionaria, sino también 20 miligramos de raíz de valeriana, que contiene un químico con propiedades sedantes similares a los de las benzodiacepinas.

8. Lo cual a veces recibe la respuesta de "Te quiero hasta el infinito y de regreso". Esto, en una situación desesperada, se puede responder con "Te quiero hasta el infinito mil veces y de regreso".

9. ¡Qué daño puede hacer!

Capítulo 9

1. Lo siento. La sensibilidad al gluten no cuenta.

2. Prepárate. En serio. Tal vez no te va a gustar lo que te voy a decir en las siguientes páginas.

3. Tan es así que me refiero a la palabra "función" como la "palabra F" en las clínicas de insomnio.

4. Sí, dije "psicológicos". Eso no es lo mismo que decir que estás loco o lo inventas. Uso la palabra "psicológico" en su sentido más puro: nuestra mente crea el problema.

5. Ahí está otra vez esa palabra... *funcionar*.

Capítulo 10

1. Si tú eres una de esas personas, ¿por qué gastaste tu dinero en este libro? ¡Deberías consentirte con un masaje o alguna otra cosa!

2. La importancia del trastorno cognitivo en el insomnio no debe subestimarse. La mayoría de mis pacientes reportan que son mentalmente "disfuncionales" en el trabajo, cuando a menudo no tienen ninguna prueba de ello.

3. Piensa en la reacción de Luke Skywalker cuando Darth Vader le dijo que era su padre.
4. *¿Siempre* está en tu tarjeta de Navidad? "¡Feliz Navidad! ¡Saludos desde Times Square! No puedo dormir. Espero que Santa por fin me traiga el regalo de dormir bien este año. ¡Ven a visitarme!"

Capítulo 11

1. Recuerda: Insomnio ≠ Privación de sueño
2. El juego de palabras no es intencional.
3. Si tomas muchos antihistamínicos quizá no lo recuerdes porque pueden afectar tu memoria.
4. Toda comunidad tiene uno de esos médicos. Por lo general, tiene el cabello blanco y un nombre que pasó de moda cuando terminó la época de la prohibición, como Jebediah, Alastair o quizá Mathias. Se muestra escéptico respecto a lavarse las manos, odia las computadoras (a veces usa la palabra "máquina" o "robot" para referirse a ellas) y no tiene idea de ningún medicamento surgido después de la administración de Carter. Este médico recetará benzodiacepinas para cualquier cosa, desde un resfriado hasta un salpullido.

Capítulo 12

1. Me resulta asombroso cuántas personas juzgan la calidad de su sueño con base en cómo se sienten inmediatamente después de despertar. Yo en lo personal me siento como Han Solo luego de ser liberado del bloque de carbonita. Pero, unos minutos después, ya me siento yo.
2. Y lo repito: *¡Exactamente!*

Capítulo 13

1. Tradicionalmente, la eficiencia del sueño se calcula usando una cifra de tiempo en la cama que comienza una vez que el paciente se duerme. Para este ejercicio, a propósito uso el tiempo que tarda en quedarse dormido para ilustrar mejor el punto.
2. Un especialista del sueño me dijo una vez que el sueño es como una sinfonía. Imagina ir a un concierto en el que la orquesta dejara de tocar a la mitad de una pieza, que hicieran estas pausas una y otra vez durante la actuación. Al final te sentirías frustrado, a pesar de tocar todas las notas

que prometieron. El sueño, como la música, es más poderoso cuando su flujo no se interrumpe.

3. Ser una princesa durmiente es cuando te mueves tan poco al dormir que literalmente puedes hacer la cama doblando la sábana una sola vez.
4. Y, padres de familia, si luchando por conseguir que sus niños pequeños duerman la siesta, lo primero que deben considerar es si tienen un horario fijo para la siesta o si duermen "cada vez que se acuestan".
5. "Guerrilla de la siesta" es básicamente cualquier tipo de siesta irregular en el que uses para la siesta los recursos que tienes a tu alrededor, a menudo de manera clandestina y de manera menos completa o cómoda de como duermes por la noche.

Capítulo 14

1. Como era de esperarse, la carne y la papa juegan un papel importante en el desarrollo de los trastornos del sueño.
2. Si eres un niño genio ignora esto y "vuélvete a dormir". Dormir boca arriba reduce mucho la incidencia de SIDS.

Capítulo 15

1. ¡Siempre es el cerebro!
2. Para más información, consulta la Fundación Michael J. Fox para la investigación sobre Parkinson en www.michaeljfox.org. Asegúrate de sacar tu tarjeta de crédito y hacer una donación generosa, te ayudará a dormir durante la noche.
3. En consecuencia, estos medicamentos son útiles para tratar el síndrome de las piernas inquietas y también el Parkinson. Este hecho puede hacer que los pacientes con el síndrome se preocupen cuando descubran que el medicamento que han estado usando también se emplea para el Parkinson. Padecer el síndrome de piernas inquietas no significa que desarrolles Parkinson.
4. O del mismo sexo o de ambos sexos o de ningún sexo... lo que más te guste.

Bibliografía

Introducción a la medicina del sueño

1. Roth, T. "Insomnia: Definition, Prevalence, Etiology, and Consequences." *Journal of Clinical Sleep Medicine 3*, suppl. 5 (2007): S7–S10.

2. Ohayon, M. M., R. O'Hara, and M. V. Vitiello. "Epidemiology of Restless Legs Syndrome: A Synthesis of the Literature." *Sleep Medicine Reviews 16*, núm. 4 (2012): 283–295.

3. National Sleep Foundation. 2005 Sleep in America Poll Summary of Findings. Washington, DC: National Sleep Foundation, 2005.

4. Rosen, R. C., M. Rosenkind, C. Rosevar, *et al.*, "Physician Education in Sleep and Sleep Disorders: A National Survey of U.S. Medical Schools." *Sleep 16*, núm. 3 (1993): 249–254.

5. Teodorescu, M. C., A. Y. Avidan, M. Teodorescu, *et al.*, "Sleep Medicine Content of Major Medical Textbooks Continues to Be Underrepresented." *Sleep Medicine 8,* núm. 3 (2007): 271–276.

Capítulo 1

1. Louveau, A., I. Smirnov, T. J. Keyes, *et al.*, "Structural and Functional Features of Central Nervous System Lymphatic Vessels." *Nature 523* (2015): 337–341.

2. Aspelund, A., S. Antila, S. T. Proulx, *et al.* "A Dural Lymphatic Vascular System That Drains Brain Interstitial Fluid and Macromolecules." *Journal of Experimental Medicine 212*, núm. 7 (2015): 991–999.

3. Xie, L., H. Kang, Q. Xu, *et al.* "Sleep Drives Metabolite Clearance from the Adult Brain." *Science 342*, núm. 6156 (2013): 373–377.

4. Spira, A. P., A. A. Gamaldo, Y. An, *et al.* "Self-Reported Sleep and ß-Amyloid Deposition in Community-Dwelling Older Adults." *JAMA Neurology 70*, núm. 12 (2013): 1537–1543.

5. Lim, A. P., L. Yu, M. Kowgier, *et al.* "Sleep Modifies the Relation of APOE to the Risk of Alzheimer Disease and Neurofibrillary Tangle Pathology." *JAMA Neurology 70*, núm. 12 (2013): 1544–1551.

6. Lee, H., L. Xie, M. Yu, *et al.* "The Effect of Body Posture on Brain Glymphatic Transport." *Journal of Neuroscience 35*, núm. 31 (2015): 11034–11044.

7. Suzuki, K., M. Miyamoto, T. Miyamoto, *et al.* "Sleep Disturbances Associated with Parkinson's Disease." Parkinson's Disease 2011 (2011): 10 pages.

8. Schönauer, M., A. Pawlizki, C. Köck, y S. Gais. "Exploring the Effect of Sleep and Reduced Interference on Different Forms of Declarative Memory." *Sleep 37*, núm. 12 (2014): 1995–2007.

9. Baron, K. G., K. J. Reid, A. S. Kern, y P. C. Zee. "Role of Sleep Timing in Caloric Intake and BMI." *Obesity 19*, núm. 7 (2011): 1374–1381.

10. Patel, S. R., y F. B. Hu. "Short Sleep Duration and Weight Gain: A Systematic Review." *Obesity 16*, núm. 3 (2008): 643–653.

11. Zhang, J., X. Jin, C. Yan, *et al.* "Short Sleep Duration as a Risk Factor for Childhood Overweight/Obesity: A Large Multicentric Epidemiologic Study in China." *Sleep Health 1,* núm. 3 (2015): 184–190.

12. Sperry, S. D., I. D. Scully, R. H. Gramzow, y R. S. Jorgensen. "Sleep Duration and Waist Circumference in Adults: A Meta-Analysis." *Sleep 38*, núm. 8 (2015): 1269–1276.

13. Van Cauter, E., y K. L. Knutson. "Sleep and the Epidemic of Obesity in Children and Adults." *European Journal of Endocrinology 159*, núm. S1 (2008): S59–S66.

14. Taheri, S., L. Lin, D. Austin, *et al.* "Short Sleep Duration Is Associated with Reduced Leptin, Elevated Ghrelin, and Increased Body Mass Index." *PLoS Medicine 1*, núm. 3 (2004): e62.

15. Hakim, F., Y. Wang, A. Carreras, *et al.* "Chronic Sleep Fragmentation During the Sleep Period Induces Hypothalamic Endoplasmic Reticulum Stress and PTP1b-Mediated Leptin Resistance in Male Mice." *Sleep 38*, núm. 1 (2015): 31–40.

16. Lundahl, A., y T. D. Nelson. "Sleep and Food Intake: A Multisystem Review of Mechanisms in Children and Adults." *Journal of Health Psychology 20*, núm. 6 (2015): 794–805.

17. Killgore, W. D. S., T. J. Balkin, y N. J. Wesensten. "Impaired Decision Making Following 49 Hours of Sleep Deprivation." *Journal of Sleep Research 15*, núm.1 (2006): 7–13.

18. Asarnow, L. D., E. McGlinchey, y A. G. Harvey. "Evidence for a Possible Link Between Bedtime and Change in Body Mass Index." *Sleep 38*, núm. 10 (2015): 1523–1527.

19. Kanagala, R., N. S. Murali, P. A. Friedman, *et al.* "Obstructive Sleep Apnea and the Recurrence of Atrial Fibrillation." *Circulation 107*, núm. 20 (2003): 2589–2594.

20. Luca, A., M. Luca, y C. Calandra. "Sleep Disorders and Depression: Brief Review of the Literature, Case Report, and Nonpharmacologic Interventions for Depression." *Clinical Interventions in Aging 8* (2013): 1033–1039.

21. Finan, P. H., P. J. Quartana, y M. T. Smith. "The Effects of Sleep Continuity Disruption on Positive Mood and Sleep Architecture in Healthy Adults." *Sleep 38*, núm. 11 (2015): 1735–1742.

22. Edwards, C., S. Mukherjee, L. Simpson. "Depressive Symptoms Before and After Treatment of Obstructive Sleep Apnea in Men and Women." *Journal of Clinical Sleep Medicine 11*, núm. 9 (2015): 1029–1038.

23. Jindal, R. D., y M. E. Thase. "Treatment of Insomnia Associated with Clinical Depression." *Sleep Medicine Reviews 8* (2004): 19–30.

24. Markt, S. C., A. Grotta, O. Nyren, *et al.* "Insufficient Sleep and Risk of Prostate Cancer in a Large Swedish Cohort." *Sleep 38,* núm. 9 (2015): 1405–1410.

25. Fang, H. F., N. F. Miao, C. D. Chen, *et al.* "Risk of Cancer in Patients with Insomnia, Parasomnia, and Obstructive Sleep Apnea: A Nationwide Nested Case-Control Study." *Journal of Cancer 6,* núm. 11 (2015): 1140–1147.

26. Zhang, X., E. L. Giovannucci, K. Wu, *et al.* "Associations of Self-Reported Sleep Duration and Snoring with Colorectal Cancer Risk in Men and Women." *Sleep 36,* núm. 5 (2013): 681–688.

27. Chen, J. C., y J. H. Hwang. "Sleep Apnea Increased Incidence of Primary Central Nervous System Cancers: A Nationwide Cohort Study." *Sleep Medicine 15,* núm. 7 (2014): 749–754.

28. Wang, P., F. M. Ren, Y. Lin, *et al.* "Night-Shift Work, Sleep Duration, Daytime Napping, and Breast Cancer Risk." *Sleep Medicine 16,* núm. 4 (2015): 462–468.

29. Phipps, A. I., P. Bhatti, M. L. Neuhouser, *et al.* "Prediagnostic Sleep Duration and Sleep Quality in Relation to Subsequent Cancer Survival." Journal of Clinical Sleep Medicine 12, núm. 4 (2016): 495–503.

30. Straif, K., R. Baan, Y. Grosse, *et al.* "Carcinogenicity of Shift-Work, Painting, and Fire-Fighting." *Lancet 8,* núm. 12 (2007): 1065–1066.

31. Erren, T. C., P. Falaturi, P. Morfeld, *et al.* "Shift Work and Cancer: The Evidence and the Challenge." *Deutsches Ärzteblatt International 107,* núm. 38 (2010): 657–662.

32. Prather, A. A., D. Janicki-Deverts, M. H. Hall, y S. Cohen. "Behaviorally Assessed Sleep and Susceptibility to the Common Cold." *Sleep 38,* núm. 9 (2015): 1353–1359.

33. Hsiao, Y. H., Y. T. Chen, C. M. Tseng, *et al.* "Sleep Disorders and Increased Risk of Autoimmune Diseases in Individuals without Sleep Apnea." *Sleep 38*, núm. 4 (2015): 581–586.

Capítulo 2

1. Hull, C. *Principles of Behavior*. New York: Appleton-Century-Crofts, 1943.
2. Van Dongen, H. P., G. Maislin, J. M. Mullington, y D. F. Dinges. "The Cumulative Cost of Additional Wakefulness: Dose-Response Effects on Neurobehavioral Functions and Sleep Physiology from Chronic Sleep Restriction and Total Sleep Deprivation." *Sleep 26*, núm. 2 (2003): 117–126.
3. Cirelli, C., and G. Tononi. "Is Sleep Essential?" *PLoS Biology 6*, núm. 8 (2008): e216.
4. Cano, G., T. Mochizuki, y C. B. Saper. "Neural Circuitry of Stress-Induced Insomnia in Rats." *Journal of Neuroscience 28*, núm. 40 (2008): 10167–10184.
5. Ohayon, M. M., M. A. Carskadon, C. Guilleminault, y M. V. Vitiello. "Meta-Analysis of Quantitative Sleep Parameters from Childhood to Old Age in Healthy Individuals: Developing Normative Sleep Values Across the Human Lifespan." *Sleep 27*, núm. 7 (2004): 1255–1273.
6. Hirshkowitz, M., K. Whiton, S. M., Albert, *et al.* "National Sleep Foundation's Sleep Time Duration Recommendations: Methodology and Results Summary." *Sleep Health 1*, núm. 1 (2015): 40–43.
7. Knutson, K. L., E. Van Cauter, P. J. Rathouz, *et al.* "Trends in the Prevalence of Short Sleepers in the USA: 1975–2006." *Sleep 33*, núm. 1 (2010): 37–45.
8. Yetish, G., H. Kaplan, M. Gurven, *et al.* "Natural Sleep and Its Seasonal Variations in Three Pre-Industrial Societies." *Current Biology 25*, núm. 21 (2015): 2862–2868.

Capítulo 3

1. National Transportation Safety Board. "Grounding of the U.S. Tankship Exxon Valdez on Bligh Reef, Prince William Sound Near Valdez, Alaska. March 24, 1989" [marine accident report] (PB90-916405 NTSB/MAR-90/04).

2. Watson, N. F., M. S. Badr, G. Belenky, *et al.* "Joint Consensus Statement of the American Academy of Sleep Medicine and Sleep Research Society on the Recommended Amount of Sleep for a Healthy Adult: Methodology and Discussion." *Journal of Clinical Sleep Medicine 11*, núm. 8 (2015): 931–952.

3. Johns, M. W. "A New Method for Measuring Daytime Sleepiness: The Epworth Sleepiness Scale." *Sleep 14*, núm. 6 (1991): 540–545.

4. Goldstein-Piekarski, A. N., S. M. Greer, J. M. Saletin, y M. P. Walker. "Sleep Deprivation Impairs the Human Central and Peripheral Nervous System Discrimination of Social Threat." *Journal of Neuroscience 35*, núm. 28 (2015): 10135–10145.

5. Simon, E. B., N. Oren, H. Sharon, *et al.* "Losing Neutrality: The Neural Basis of Impaired Emotional Control Without Sleep." *Journal of Neuroscience 35*, núm. 38 (2015): 13194–13205.

6. Burke, T. M., R. R. Markwald, A. W. McHill, *et al.* "Effects of Caffeine on the Human Circadian Clock In Vivo and In Vitro." *Science Translational Medicine 7*, núm. 305 (2015): 305ra146.

7. Gooley, J. J., J. Lu, D. Fischer, y C. B. Saper. "A Broad Role for Melanopsin in Nonvisual Photoreception." *Journal of Neuroscience 23*, núm. 18 (2003): 7093–7106.

8. Flourakis, M., E. Kula-Eversole, A. L. Hutchison, *et al.* "A Conserved Bicycle Model for Circadian Clock Control of Membrane Excitability." *Cell 162*, núm. 4 (2015): 836–848.

Capítulo 4

1. Alapin, I., C. S. Fichten, E. Libman, *et al.* "How Is Good and Poor Sleep in Older Adults and College Students Related to Daytime

Sleepiness, Fatigue, and Ability to Concentrate?" *Journal of Psychosomatic Research 49*, núm. 5 (2000): 381–390.

2. Aserinsky, E., y N. Kleitman. "Regularly Occurring Periods of Eye Motility, and Concomitant Phenomena, During Sleep." *Science 118*, núm. 3062 (1953): 273–274.

3. Tilley, A. J., y J. A. Empson. "REM Sleep and Memory Consolidation." *Biological Psychiatry 6*, núm. 4 (1978): 293–300.

4. Greenhill, L., J. Puig-Antich, R. Goetz, *et al.* "Sleep Architecture and REM Sleep Measures in Prepubertal Children with Attention Deficit Disorder with Hyperactivity." *Sleep 6*, núm. 2 (1983): 91–101.

5. Palagini, L., C. Baglioni, A. Ciapparelli, *et al.* "REM Sleep Dysregulation in Depression: State of the Art." *Sleep Medicine Reviews 17*, núm. 5 (2013): 377–390.

6. Modell, S., y C. J. Lauer. "Rapid Eye Movement (REM) Sleep: An Endophenotype for Depression." *Current Psychiatry Reports 9*, núm. 6 (2007): 480–485.

7. Roehrs, T., M. Hyde, B. Blaisdell, *et al.* "Sleep Loss and REM Sleep Loss Are Hyperalgesic." *Sleep 29*, núm. 2 (2006): 145–151.

8. Vanini, G. "Sleep Deprivation and Recovery Sleep Prior to a Noxious Inflammatory Insult Influence Characteristics and Duration of Pain." *Sleep 39*, núm. 1 (2016):133–142.

9. Van Cauter, E., y G. Copinschi. "Interrelationships between Growth Hormone and Sleep." *Growth Hormone & IGF Research 10*, suppl. B (2000): S57–62.

Capítulo 5

1. Gray, S. L., M. L. Anderson, S. Dublin, *et al.* "Cumulative Use of Strong Anticholinergic Medications and Incident Dementia." *JAMA Internal Medicine 175*, núm. 3 (2015): 401–407.

Capítulo 6

1. An., H., y S. A. Chung. "A Case of Obstructive Sleep Apnea Syndrome Presenting As Paradoxical Insomnia." *Psychiatry Investigations 7*, núm. 1 (2010): 75–78.

2. Case, K., T. D. Hurwitz, S. W. Kim, *et al.* "A Case of Extreme Paradoxical Insomnia Responding Selectively to Electroconvulsive Therapy." *Journal of Clinical Sleep Medicine 4*, núm. 1 (2008): 62–63.

3. Ghadami, M. R., B. Khaledi-Paveh, M. Nasouri, y H. Khazaie. "PTSD-Related Paradoxical Insomnia: An Actigraphic Study Among Veterans with Chronic PTSD." *Journal of Injury and Violence Research 7*, núm. 2 (2015): 54–58.

Capítulo 7

1. Kleitman, N. "Periodicity." *Sleep and Wakefulness.* University of Chicago Press, 1963.

2. *The International Classification of Sleep Disorders: Diagnostic and Coding Manual.* Revised. Westchester: American Academy of Sleep Medicine, 2001.

3. Liira, J., J. Verbeek, y J. Ruotsalainen. "Pharmacological Interventions for Sleepiness and Sleep Disturbances Caused by Shift Work." *Journal of the American Medical Association 313*, núm. 9 (2015): 961–962.

Capítulo 8

1. Kouider, S., T. Andrillon, L. S. Barbosa, *et al.* "Inducing Task-Relevant Responses to Speech in the Sleeping Brain." *Current Biology 24*, núm. 18 (2014): 2208–2214.

2. Chang, A. M., D. Aeschbach, J. F. Duffy, y C. A. Czeisler. "Evening Use of Light-Emitting eReaders Negatively Affects Sleep, Circadian Timing, and Next-Morning Alertness." *Proceedings of the National Academy of Science USA 112*, núm. 4 (2015): 1232–1237.

3. Drake, C., T. Roehrs, J. Shambroom, y T. Roth. "Caffeine Effects on Sleep Taken 0, 3, or 6 Hours before Going to Bed." *Journal of Clinical Sleep Medicine 9*, núm. 11 (2013): 1195–1200.

4. Afaghi, A., H. O'Connor, y C. M. Chow. "High-Glycemic-Index Carbohydrate Meals Shorten Sleep Onset." *American Journal of Clinical Nutrition 85*, núm. 2 (2007): 426–430.

5. Grigsby-Toussaint, D. S., K. N. Turi, M. Krupa, *et al.* "Sleep Insufficiency and the Natural Environment: Results from the US Behavioral Risk Factor Surveillance System Survey." *Preventive Medicine 78* (2015): 78–84.

6. Yetish, G., H. Kaplan, M. Gurven, *et al.* "Natural Sleep and Its Seasonal Variations in Three Pre-Industrial Societies." *Current Biology 25*, núm. 21 (2015): 2862–2868.

7. Raymann, R. J., D. F. Swaab, y E. J. Van Someren. "Skin Deep: Enhanced Sleep Depth by Cutaneous Temperature Manipulation." *Brain 131*, part 2 (2008): 500–513.

Capítulo 9

1. Harvey, A. G., y N. Tang. "(Mis)Perception of Sleep in Insomnia: A Puzzle and a Resolution." *Psychological Bulletin 138*, núm. 1 (2012): 77–101.

2. Hofer-Tinguely, G., P. Achermann, H. P. Landolt, *et al.* "Sleep Inertia: Performance Changes after Sleep, Rest and Active Waking." *Cognitive Brain Research 22*, núm. 3 (2005): 323–331.

3. Mednick, S., T. Makovski, D. Cai, y Y. Jiang. "Sleep and Rest Facilitate Implicit Memory in a Visual Search Task." *Vision Research 49*, núm. 21 (2009): 2557–2565.

4. Trauer, J. M., M. Y. Qian, J. S. Doyle, *et al.* "Cognitive Behavioral Therapy for Chronic Insomnia: A Systematic Review and Meta-Analysis." *Annals of Internal Medicine 163*, núm. 3 (2015): 191–204.

Capítulo 10

1. Van Someren, E. J., C. Cirelli, D. J. Dijk, *et al.* "Disrupted Sleep: From Molecules to Cognition." *Journal of Neuroscience 35*, núm. 14 (2015): 13889–13895.

2. Alapin, I., C. S. Fichten, E. Libman, *et al.* "How Is Good and Poor Sleep in Older Adults and College Students Related to Daytime Sleepiness, Fatigue, and Ability to Concentrate?" *Journal of Psychosomatic Research 49*, núm. 5 (2000): 381–390.

3. Morin, C. M. *Insomnia.* New York: Guilford Press, 1996.

4. Thorpy, M., y S. F. Harris. "Can You Die of Insomnia?" [blog post]. *New York Times*, June 24, 2010.

Capítulo 11

1. Weintraub, K. "Do Sleeping Pills Induce Restorative Sleep?" [blog post]. *New York Times*, December 11, 2015; well.blogs.nytimes.com/2015/12/11/ask-well-do-sleeping-pills-induce-restorative-sleep/?_r=0.

2. Costello, R. B., C. V. Lentino, C. C. Boyd, *et al.* "The Effectiveness of Melatonin for Promoting Healthy Sleep: A Rapid Evidence Assessment of the Literature." *Nutrition Journal 13* (2014): 106.

3. Sutton, E. L. "Profile of Suvorexant in the Management of Insomnia." *Drug Design, Development and Therapy 9* (2015): 6035–6042.

Capítulo 12

1. Chung, S. A., T. K. Wolf, y C. M. Shapiro. "Sleep and Health Consequences of Shift Work in Women." *Journal of Women's Health 18*, núm. 7 (2009): 965–977.

Capítulo 13

1. Riedel, B. W., y K. L. Lichstein. "Insomnia and Daytime Functioning." *Sleep Medicine Reviews 4*, núm. 3 (2000): 277–298.

2. Lewith, G. T., A. D. Godfrey, y P. Prescott. "A Single-Blinded, Randomized Pilot Study Evaluating the Aroma of Lavandula augustifolia as a Treatment for Mild Insomnia." *Journal of Alternative and Complementary Medicine 11*, núm. 4 (2005): 631–637.

3. Lytle, J., C. Mwatha, y K. K. Davis. "Effect of Lavender Aromatherapy on Vital Signs and Perceived Quality of Sleep in the

Intermediate Care Unit: A Pilot Study." *American Journal of Critical Care 23*, núm. 1 (2014): 24–29.

4. Léger, D., E. Roscoat, V. Bayon, *et al.* "Short Sleep in Young Adults: Insomnia or Sleep Debt? Prevalence and Clinical Description of Short Sleep in a Representative Sample of 1004 Young Adults from France." *Sleep Medicine 12*, núm. 5 (2011): 454–462.

5. Bayon, V., D. Leger, D. Gomez-Merino, *et al.* "Sleep Debt and Obesity." *Annals of Medicine 46*, núm. 5 (2014): 264–272.

6. Sallinen, M., J. Holm, K. Hirvonen, *et al.* "Recovery of Cognitive Performance from Sleep Debt: Do a Short Rest Pause and a Single Recovery Night Help?" *Chronobiology International 25*, núm. 2 (2008): 279–296.

7. Broussard, J. L., K. Wroblewski, J. M. Kilkus, y E. Tasali. "Two Nights of Recovery Sleep Reverses the Effects of Short-term Sleep Restriction on Diabetes Risk." *Diabetes Care 39*, núm. 3 (2016): 40–41.

Capítulo 14

1. Honsberg, A. E., R. R. Dodge, M. G. Cline, y S. F. Quan. "Incidence and Remission of Habitual Snoring over a 5- to 6-Year Period." *Chest 108*, núm. 3 (1995): 604–609.

Capítulo 15

1. Aukerman, M. M., D. Aukerman, M. Bayard, *et al.* "Exercise and Restless Legs Syndrome: A Randomized Controlled Trial." *Journal of the American Board of Family Medicine 19*, núm. 5 (2006): 487–493.

2. Marelli, S., A. Galbiati, F. Rinaldi, *et al.* "Restless Legs Syndrome/ Willis Ekbom Disease: New Diagnostic Criteria According to Different Nosology." *Archives Italiennes de Biologie 153*, núms. 2–3 (2015): 184–193.

ZZZ... El libro del sueño de Dr. W. Chris Winter
se terminó de imprimir en agosto de 2017
en los talleres de
Litográfica Ingramex, S.A. de C.V.
Centeno 162-1, Col. Granjas Esmeralda, C.P. 09810
Ciudad de México.